HANS-ARVED WILLBERG / HEIDRUN MILDNER

DEMENZ – DER LANGSAME ABSCHIED

HANS-ARVED WILLBERG / HEIDRUN MILDNER

DEMENZ – DER LANGSAME ABSCHIED

EIN RATGEBER FÜR BETROFFENE ANGEHÖRIGE

neukirchener
aussaat

MIX
Papier aus verantwortungsvollen Quellen
FSC® C006701

Dieses Buch wurde auf FSC®-zertifiziertem Papier gedruckt. FSC® (Forest Stewardship Council) ist eine nicht staatliche, gemeinnützige Organisation, die sich für eine ökologische und sozialverantwortliche Nutzung der Wälder unserer Erde einsetzt.

Bibliografische Information der Deutschen Nationalbibliothek

Die Deutsche Nationalbibliothek verzeichnet diese Publikation in der Deutschen Nationalbibliografie; detaillierte bibliografische Daten sind im Internet über http://dnb.d-nb.de abrufbar.

Umschlaggestaltung: Andreas Sonnhüter, Düsseldorf,
unter Verwendung eines Bildes von © iStockphoto.com/yenwen
Lektorat: Nadine Weihe, Hille
DTP: typopoint GbR, Ostfildern
Verwendete Schriften: Garamond, Futura
Gesamtherstellung: CPI – Ebner & Spiegel, Ulm
Printed in Germany
ISBN 978-3-7615-5942-0

www.neukirchener-verlage.de

INHALT

VORWORT

Die Autoren haben eine sehr wichtige Botschaft für Betreuungspersonen, Pflegende und Angehörige sehr alter Menschen mit Demenz verfasst. Eine der grundlegenden Erkenntnisse von Validation lautet: Sehr alte Menschen besitzen ein intuitives Wissen, eine Weisheit, die unabhängig vom Prozess des Gehirnabbaus in ihnen lebt. Der Validationsanwender berücksichtigt diese Weisheit und kommuniziert mit sehr alten Menschen auf der Basis von Respekt. Dieser alte Mensch ist nicht „geist-los" (= „de-ment"), sondern er befindet sich vielmehr in einem Prozess, der häufig die Lebensphase des hohen Alters begleitet. Validation ist ein ganzheitliches Modell: Betreuungspersonen, Pflegende und Angehörige, die Validation anwenden, haben gelernt, den ganzen Menschen in den Blick zu nehmen und nicht nur das Gehirn.

Naomi Feil

Für Pflege- und Betreuungspersonen ist es eine schwierige Aufgabe, ältere Menschen, die in ihrer eigenen persönlichen Realität leben, zu begleiten. Angehörige und Pflegende kämpfen häufig damit, das zu verstehen, was nicht verständlich ist. Sie müssen oft mit schmerzhaften Gefühlen umgehen – sowohl mit ihren eigenen als auch mit denen der Personen, die sie betreuen. Sie müssen einen Weg finden, auch dann noch kommunizieren zu können, wenn es keine Worte mehr gibt. Folgende Punkte sind hilfreich und können die Begleitung erleichtern: den Prozess von Desorientierung bzw. Demenz zu verstehen lernen, Empathie als Schlüssel zu begreifen, um mit den grundlegenden menschlichen Bedürfnissen umzugehen, die Menschen mit Demenz ausdrücken, und den Kampf aufzugeben, die ältere Person ändern zu wollen. Letzteres bedeutet, diese Person so anzunehmen, wie sie oder er eben ist – *in diesem Moment.*

Den alten, desorientierten Menschen so anzunehmen, wie er gerade ist, stellt häufig für professionelle Pflege- und Betreuungspersonen sowie für Angehörige gleichermaßen eine Herausforderung dar. Es ist jedoch meist genau der Weg, die täglichen Kämpfe in tägliche Momente von Kontakt und Fürsorge zu verwandeln. Tägliche Momente von tiefer Verbindung und Pflege können heilsam sein, sowohl für den älteren Menschen als auch für die Betreuungs- und Pflegeperson. Diese Momente sind ein Geschenk, um die letzte Lebensphase freudvoller und erfüllter zu gestalten.

Vicki de Klerk-Rubin

EINLEITUNG

Vielen alten Menschen geht die Orientierung verloren. Wenn das bei ihnen überhandnimmt, nennt man sie taktvoll »desorientiert« oder weniger taktvoll »dement«. Das Problem der Desorientierung alter Menschen überschwemmt mehr und mehr die Gesellschaft. Gesundheitswesen, Politik, Wissenschaft und Wohlfahrtswesen waren nicht sehr gut auf diese Flut vorbereitet. Sie suchen noch nach Orientierung, um die Herausforderung zu verstehen und zu meistern. Viele Betroffene reagieren hilflos, ebenso ihr Umfeld. Desorientierte alte Menschen werden Opfer falscher Diagnosen, man schiebt sie herum, man schiebt sie ab, man stellt sie ruhig. Und ihre tapferen Angehörigen sind überfordert und werden mit ihrer Sorge alleingelassen.

Wir wünschen uns erstens, dass dieses Buch eine *Orientierungshilfe* ist

- für Menschen, die befürchten, selbst dement zu werden,
- für betroffene Angehörige,
- für Freunde, Verwandte, Bekannte und Helfer betroffener Erkrankter und ihrer Angehörigen.

Unser Buch soll die Betroffenen ermutigen, die Herausforderung »Demenz« anzunehmen. So schwer Demenzerkrankungen sind und so gering die Chancen auf Heilung – es gibt Wege, menschlich, menschenwürdig und verantwortlich damit umzugehen.
Wir wünschen uns zweitens, dass dieses Buch eine *Sensibilisierungshilfe* für unsere Gesellschaft ist. Es ist ja leider so: Was man nicht gern hat, das verdrängt man gern. Der demografische Wandel war seit Jahrzehnten bekannt. Aber jetzt, wo die Welle der Altersprobleme nicht mehr zu leugnen ist, wird das Thema »Alter« in Politik und Medien richtig zum Thema. Hoffentlich geschieht dies nicht

zu spät und hoffentlich nicht wieder mit dem Motiv der Verdrängung. Sonst würden wieder einmal sehr viele unpassende Menschen herausgedrängt – an den Rand und in den Tod.

Wir wünschen uns drittens, dass dieses Buch eine *Aufwachhilfe* für Christen ist. Es ist höchste Zeit, nicht mehr das überforderte staatliche Versorgungssystem zu bejammern, sondern wieder neu, in mutiger Eigeninitiative, den sozial-diakonischen Grundgedanken der Subsidiarität Gestalt werden zu lassen, welcher lautet: Von allem, was die Bürger selbst füreinander tun können, möge der Staat die Finger lassen. Im Blick auf unser Gesundheits- und Pflegesystem unter dem Vorzeichen des demografischen Wandels muss das Subsidiaritätsprinzip heute etwas anders definiert werden als früher: Nicht der übermächtige Staat muss eingegrenzt werden, sondern das staatliche Gesundheitswesen ist bis zur Ohnmacht an seine Grenzen gekommen – es kann nicht mehr bewältigen, wozu es in der Idee des Wohlfahrtsstaates angetreten war. Es gibt wunderbare Ansätze unter den Christen, neue Wege zu gehen, neue Modelle zu entwickeln. Aber es gibt auch – unserem Eindruck nach – unglaublich viel Nabelschau, Konformität, Resignation und Mutlosigkeit unter ihnen.

Wir widmen dieses Buch Heidruns Mutter und Hans-Arveds Vater. An ihnen lernten wir, was Alzheimer in der Alltagsrealität bedeutet. Wenn wir mehr über die Krankheit gewusst hätten, Hans-Arved als Kind und Jugendlicher und Heidrun als pflegende Tochter, hätten wir besser damit umgehen können.

Wir wollen, dass Sie mit diesem Buch einen ersten Überblick von allem erhalten, was man als Betroffener und Mitbetroffener zum Thema Altersdemenz wissen muss. Bei diesem Thema ist es unumgänglich, dabei auch Einiges kritisch zu beleuchten. Darum informieren wir nicht nur, sondern wir diskutieren auch. Vor allem wollen wir aber, dass Sie mit diesem Buch etwas für die Praxis anfangen können. Sie sollen nachschlagen können, um zu wissen, was zu *tun* ist. Sinnvollerweise geschieht das vor allem gegen Ende des Buches, denn ohne die sachlichen Informationen zuvor werden Sie die prägnanten, praktischen Tipps vielleicht nicht richtig nachvollziehen können.

1. DIE BEVÖLKERUNGSENTWICKLUNG

STICHWORT »ÜBERALTERUNG«

Wir werden immer älter

Das letzte Drittel des Lebens hat erst im 20. Jahrhundert wirkliche gesellschaftliche Bedeutung erlangt, aber dies mit großer Wucht. Zwei Entwicklungen sind dafür verantwortlich:

- Die Lebensbedingungen haben sich seit dem 19. Jahrhundert enorm verbessert.
- Das Bevölkerungswachstum hat sich seit dem 20. Jahrhundert enorm verringert.

Zur Verbesserung der Lebensbedingungen haben eine Reihe von Faktoren beigetragen, von denen einige genannt seien: wirtschaftliche Sicherheit, medizinischer und hygienischer Fortschritt, bessere Nahrungsversorgung und Ernährung, größere physische Sicherheit, besseres Leben für Mütter, Familienplanung und mehr intellektuelle Anregung.

Zu einem erheblichen Teil sind also sehr positive Entwicklungen »schuld« daran, dass die Bevölkerung im Durchschnitt immer älter wird. Das ist wichtig festzuhalten, damit wir nicht angesichts der neuen immensen Probleme, die daraus hervorgegangen sind, in eine düstere apokalyptische Stimmung verfallen. Es gibt wenig Grund, die »Überalterung« der Gesellschaft als den Anfang vom Ende zu deuten – als große und ernste Herausforderung, gewiss, und als Krise. Aber in der Krise liegt die Chance, die Herausforderung zu bewältigen und gleichzeitig dafür zu sorgen, dass der Fortschritt auch fortschrittlich bleibt. Das ist ähnlich wie bei den ökologischen Problemen. Sie sind ja genauso aus gesellschaftlichen Veränderungen hervorgegangen, die wohl kaum jemand von uns missen möchte. Sie sind im wahrsten Sinn des Wortes Abfallprodukte des Fortschritts. Wenn die Industrie zu viel Dreck macht, müssen wir deswegen noch nicht den Weltuntergang einläuten. Aber wir müssen das Problem ernst nehmen und uns der Herausforderung stellen. Dann können wir auch sehr hilfreiche Alternativen entwickeln. Das gilt in gleicher Weise für die Überalterung. Allerdings ist das ein Weg zwischen Skylla und Charybdis hindurch, nämlich zwischen dem, was man »Überalterungshysterie« nennt, und dem Leugnen und Verdrängen der Probleme.

Der Mensch ist ein sehr erfinderisches Wesen und besitzt ein unglaubliches Potenzial, konstruktive Lösungen zu finden – auch und gerade, wenn es kritisch wird, ganz nach dem Motto: »Not macht erfinderisch!« Nur tun wir manchmal so, als sei dieser Satz nicht nur eine Erfahrungsweisheit, sondern als wären wie verpflichtet, mit dem Erfinden so lange zu warten, bis die Not uns dazu nötigt. Das ist nicht notwendig und sehr gefährlich. Und es ist unmenschlich. Denn wenn wir bei den großen gesellschaftlichen Herausforderungen immer weiter untätig abwarten, bis die Not entsetzlich wird, dann zahlen wir den furchtbar hohen Preis unendlich großen Leids, das immer größer wird, je länger wir untätig sind.

Das Neue Testament fordert uns auf, uns nicht erst von der Not, sondern von der Liebe drängen zu lassen. Nicht nur die Not, auch die Liebe macht erfinderisch – und sie erst recht! Wir müssen deshalb keine Mutter Theresa sein, aber wir können von ihr lernen. Wir können lernen, die vorhandene Not zu sehen und sie weder zu dramatisieren noch zu leugnen, sondern uns ihr zu stellen. Wir können lernen, mutige, unkonventionelle, unkomplizierte, undogmatische und innovative Wege zu finden, um nicht nur über Veränderung zu reden, sondern sie zu bewirken. Wir können lernen, nicht vor der scheinbaren Übermacht der Not zu resignieren. Jede große Erneuerung fängt mit mutigen, kleinen ersten Schritten an, jeder Regen nach der Dürre mit einem ersten Tropfen auf den heißen Stein.

Was die Veränderung der Altersstruktur angeht, ist es leider schon so weit: Wir sind mitten drin in der Not. Richtig schlimm wird es, wenn die Maßnahmen, um die Not zu überwinden, keinen Raum mehr für die Liebe lassen. Das ist dann der Fall, wenn etwa die Diktatur des Geldes das Gesundheitswesen umgestaltet – auf »Teufel komm raus«. Dann kommt er wirklich raus. Oder wenn der Altersüberschuss entsorgt wird: Wenn die kalte Unmenschlichkeit sich den Anstrich gibt, für »humanes Sterben« einzutreten. Es gibt bereits Gegenden in Europa, wo alte Menschen Angst haben, in die Hände der Ärzte zu fallen, weil diese Hände sie nicht gesund machen, sondern töten könnten.

Das Christentum ist der Welt geschenkt, damit der Fortschritt des Menschen menschlich bleibt. Die Christen schenken sich der Welt, indem sie sich nicht gegen sie stellen, sondern mitten in sie hinein und Verantwortung übernehmen. Indem sie die Not wahr- und ernst nehmen, aber sich vom Erfindungsgeist der Liebe leiten lassen. Dieser Geist ist immer menschenfreundlich, konstruktiv, hoffnungsvoll und konkret und sieht stets in der Krise die Chance. Die Krise ist groß, die Chance aber auch. Unsere Gesellschaft besteht zum überwiegenden Teil aus lebenserfahrenen Menschen, die durch manches Scheitern und manchen Fehler klug geworden sind. Deshalb schlummert in unserer Gesellschaft auch ein ungeheures Potenzial. Das gilt es, zu wecken und zu nutzen. Dann werden wir in Zukunft nicht in einer überalterten Gesellschaft leben, sondern in einer gereiften.

Bald sehen wir alt aus ...

Berechnungen des Statistischen Bundesamts weisen uns auf darauf hin, dass sich die Altersstruktur in der deutschen Bevölkerung extrem verändert und ein Ende nicht abzusehen ist.[1] Hier einige Ergebnisse:

- In den nächsten 40 Jahren wird die Bevölkerung um mindestens 12 Millionen Menschen abnehmen (heute ca. 82 Millionen, dann 65 bist 70 Millionen).
- Die Altersstruktur wird sich im Jahr 2050 drastisch verändert haben. Es wird doppelt so viele Senioren wie Junioren geben.
- Es kommen nicht nur viel weniger Kinder zur Welt, sondern es nimmt auch die Lebenserwartung ständig zu. Ein heute geborenes Kind hat eine 30 Jahre höhere Lebenserwartung als ein vor hundert Jahren geborenes. Diese Tendenz wird sich noch weiter fortsetzen.

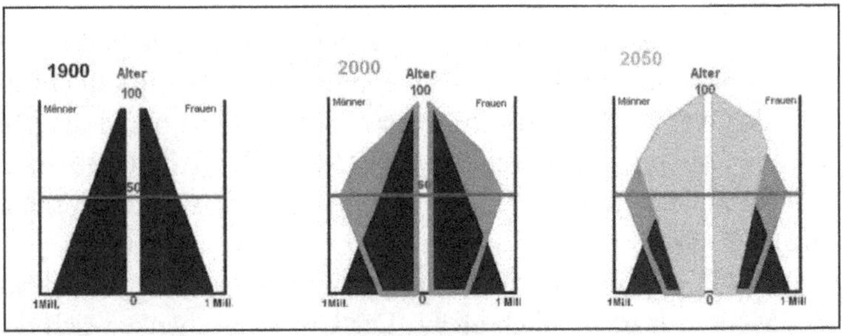

Um 1900 gab es sehr wenige alte und sehr viele junge Menschen.

100 Jahre später (dunkelgrau) gab es bereits mehr Menschen in der Midlife-Phase als Jugendliche und Kinder.

2050 (hellgrau) wird der Hauptanteil bei den »jungen Alten« liegen, und es wird deutlich mehr Hochbetagte als Junge geben.

Abbildung 1: Stark vereinfachte Darstellung der deutschen »Alterspyramide« im Wandel.

Die Schaubilder in Abbildung 1 zeigen eindrücklich die bereits geschehene und noch zu erwartende Bevölkerungsentwicklung zwischen 1900 und 2050 in Deutschland, wie sie das Statistische Bundesamt ausrechnet. Die waagrechte Achse bei solchen Darstellungen zeigt an, wie viele Menschen es zu dieser Zeit in der jeweiligen Altersstufe (senkrechte Achse) gab bzw. wahrscheinlich geben wird; die rechte Hälfte verweist auf den Anteil der Frauen, die linke auf den der Männer.

Heutzutage überwiegt noch die jüngere Midlife-Gruppe zwischen 40 und 50 Jahren. Von Jahr zu Jahr wird sich dieser Bevölkerungsanteil nach oben verschieben. Logischerweise wird er bereits 2020 zwischen 50 und 60 Jahren liegen; den Spitzenwert werden die 55-Jährigen aufweisen. Zehn Jahre später werden diese Menschen, wen wundert's, zehn Jahre älter sein – und voraussichtlich immer noch leben. Und weil die Alterserwartung aus den genannten Gründen heute – und in Zukunft wohl erst recht – viel höher ist als früher, wird die Welle auch in den darauf folgenden zehn Jahren noch nicht verebben. Dabei gilt es stets zu berücksichtigen, dass die darunter liegenden Jahrgänge das Bild einer Pyramide abgeben, die auf dem Kopf steht: Über die Jahrzehnte gleichbleibend, gibt es dann immer weniger junge Menschen in Deutschland. Daraus folgt, dass im Jahr 2040 (das ist schon ziemlich bald!) die meisten

Menschen in Deutschland älter als 40 sein werden, wobei die 40- bis 50-Jährigen noch den schwächsten Platz in der Spitzengruppe belegen werden; die allermeisten befinden sich in einer Altersphase, die man heutzutage nicht wirklich dort lokalisiert, »wo die Musik spielt«. Man nennt sie die »jungen Alten« im Unterschied zu den »Hochbetagten«. Die Grenze zwischen den beiden Phasen verschiebt sich immer mehr nach oben, sodass man heute erst ab 80 als hochbetagt gilt.

An Indizien mangelt es nicht dafür, wie sehr heutzutage die Gruppe der »jungen Alten« eher nur geduldet als integriert wird (was zunehmend ihre eigene Schuld sein wird, weil sie zunehmend die Politik bestimmen kann). Immer grotesker und tendenziell diskriminierender erscheinen mir zum Beispiel überaus oft gebrauchte Formulierungen wie »55 plus«, die nur allzu deutlich machen, dass jenseits der markierten Grenze irgendetwas signifikant anders geworden sein soll. Daraus sei zu folgern, dass diese Menschen denn auch signifikant anders zu behandeln seien, so als müsse man für sie ein spezielles »Seniorenprogramm« einrichten. Das »Plus« wird durchaus nicht als Plus gesehen. Die Botschaft ist vielmehr: »Auch Menschen, die schon etwas abgebaut haben, sind noch wichtig – wir kümmern uns auch um sie.« Es ist immerhin nachdenkenswert, dass dieses »Plus« die Form des Kreuzes hat. Da fängt es an. Und zum guten Schluss erscheint das gute Plus in schwarzem Rahmen.

Der angezeigte demografische Wandel, so sagt die Bevölkerungsforschung einhellig, ist unumkehrbar. Selbst wenn es wundersamerweise einen gewaltigen neuen Babyboom gäbe, wäre der Wandel nicht aufzuhalten. Dagegen sehen die Bevölkerungspyramiden anderer Gesellschaften noch genauso aus wie unsere vor 100 Jahren, und der Platz in diesen Gegenden wird zunehmend enger.

Zweifellos ist eine vernünftige Migrationspolitik notwendig, die einerseits die Einwanderung nach Deutschland attraktiv macht, andererseits aber auch klare Bedingungen stellt und für die Strukturen sorgt, damit diese auch erfüllt werden können. Dennoch wird die Zuwanderung das Problem nicht lösen können. Es wird geschätzt, dass ungefähr 3,5 Millionen Menschen jährlich nach Deutschland einwandern müssten, um das Defizit auszugleichen.

Wie ernst ist die Lage? In eine »Überalterungshysterie« zu verfallen, ist sicherlich nicht ratsam. Denn der Bevölkerungsrückgang bringt auch Vorteile mit sich, wie zum Beispiel weniger Arbeitslosigkeit und mehr Wohn- und Lebensraum. Und die Senioren sind ganz überwiegend durchaus noch leistungs- und zurechnungsfähig, auch wenn das Bewusstsein dafür erst langsam in der übrigen Bevölkerung durchsickert. Sie verfügen über einen gewaltigen Pool an Kompetenzen, Geld und Macht. Die allermeisten kommen sehr gut ohne fremde Hilfe im Leben zurecht und können sich gleichzeitig auch noch um andere kümmern. Dennoch wird die Zahl derer, die nicht mehr mitkommen, immer größer. Unsere Aufgabe ist es zu verhindern, dass sie auf der Strecke bleiben. Die moralische Qualität einer Gesellschaft zeigt sich daran, wie sie mit ihren schwächsten Gliedern umgeht. Die Herausforderung, die in dieser Hinsicht durch den demografischen Wandel auf uns zu kommt und uns bereits erreicht hat, ist allerdings dramatisch.

2. WACHSENDE PROBLEME FÜR ALTE MENSCHEN

»Ich bin dazu gekommen, mehr und mehr wahrzunehmen, dass die schlimmste Krankheit, die irgendein menschliches Wesen jemals erleben kann, darin besteht, ungewollt zu sein.«

Mutter Theresa[2]

In der Tat: Noch geht es den Senioren, äußerlich gesehen, überwiegend gut. Den ersten Platz in der Befindlichkeit nimmt ihre finanzielle Situation ein. Das Privatvermögen der über 60-jährigen Deutschen betrug dem Kölner Institut für Handelsforschung zufolge in den 1990er-Jahren ungefähr 1,5 Billionen D-Mark.[3] Dieses Kapital steht zur Erbschaft an. Die kommende Generation der »jungen Alten« wird davon noch beträchtlich profitieren. Allerdings gibt es eine bedenkliche Anzahl von Personen, die von wachsender Armut betroffen sind.

Wesentlich problematischer sieht es schon bei der körperlichen Gesundheit der heutigen und morgigen Senioren aus. Noch besorgniserregender ist aber die dazu in enger Beziehung stehende psychosoziale Befindlichkeit. Hier kommt die Flut der Probleme nicht erst auf uns zu – sie ist schon da (vgl. Abbildung 2).

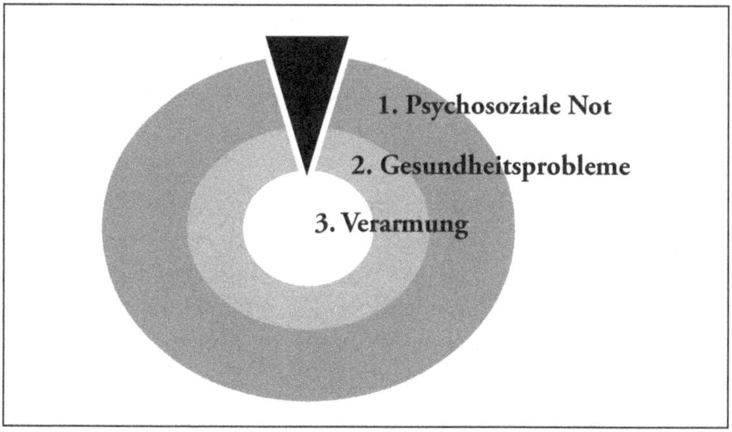

Abbildung 2: Die Altersnöte nehmen zu.

Der Problempegel ist zu hoch – die Deiche weichen auf und brechen allmählich. Das psychosoziale Terrain ist schon überschwemmt. Wir können die körperlichen Gesundheitsprobleme kaum noch in den Griff bekommen. Der Schutzdeich gegen Armut hält noch einigermaßen, aber wie lange noch? Die Rentenfinanzierung wird immer schwieriger. Die gehorteten Milliarden werden irgendwann aufgebraucht sein. Wer es sich leisten kann, braucht Krankheit, Behinderung, psychische Beeinträchtigung und das Alleinsein im Alter nicht allzu sehr zu fürchten. Bester Service steht ihm zur Verfügung. Wer es sich aber nicht leisten kann, muss heute schon damit rechnen, dass ein Leben im 55-plus-Bereich für ihn zum großen Minus wird:

- Seine psychischen Nöte werden, wenn überhaupt wahrgenommen, zunehmend unpersönlich durch Medikamente gedämpft.
- Sein Bedürfnis nach sozialer Geborgenheit bleibt unerfüllt: Er vereinsamt.
- Bei seinen körperlichen Gebrechen wird zunehmend abgewogen, ob er die Behandlung »wert« ist.

PSYCHOSOZIALE NOT

Eine 90-Jährige verirrt sich im Labyrinth der Gänge eines Krankenhauses und landet schließlich im Lastenaufzug, wo sie einer Schwester begegnet. »Was machen Sie denn hier? Dieser Aufzug ist nur für Lasten!«, sagt die Schwester erstaunt. »Und ich bin auch eine Last«, antwortet die alte Frau resigniert.

Seelische Störungen und Erkrankungen

Die Medien sprechen von der tickenden »Zeitbombe Überalterung«. Was ist damit gemeint? Allein durch die Tatsache, dass es immer mehr alte Menschen geben wird, sind viele der Ansicht, etwas ganz Furchtbares käme auf uns zu: als würde die Welt zum Mega-Altenheim, in dem immer weniger Pflegekräfte, die noch bei Sinnen und bei Kräften sind, immer mehr verblödete Greise zu versorgen haben – bis es irgendwann nicht mehr geht.

»*Über*alterung« ist ein zwiespältiges Wort. Es scheint so, als würde es notwendigerweise »*Über*lastung« bedeuten. Aber gerade durch dieses Vorurteil, das die Gesellschaft von den Alten hat und das viele alte Menschen von sich selbst haben, wird die wahre Überlastung erst heraufbeschworen. Es scheint kein Geben und Nehmen, keinen Ausgleich mehr zu geben. Das macht Angst und erzeugt Druck. Und beides ist schlecht für das Selbstwertgefühl der scheinbar »Belastenden«. Das macht psychisch krank.

Die Fachleute schätzen, dass ein Viertel der Deutschen über 65 unter mindestens einer psychischen Störung leidet. Die Dunkelziffer ist sicher höher, da es durch die Vielschichtigkeit der Altersprobleme[4] oft schwerfällt, die Störungen klar einzugrenzen. Die Tendenz sei eindeutig steigend. Am häufigsten sind Demenzen, den zweiten Platz nehmen Depressionen ein. Von Letzteren sind vor allem Frauen betroffen. Depression im Alter führt häufig zum Suizid, sodass sich die Suizidrate immer mehr in die höheren Altersregionen verschiebt. Beinahe die Hälfte der Suizidversuche wird mittlerweile von Frauen über 60 unternommen, und leider sind Suizidversuche in hohem Alter weitaus häufiger erfolgreich als in jüngeren Jahren.

Bei einer 1992 von der Friedrich-Ebert-Stiftung veranlassten Befragung von Senioren zwischen 55 und 70 Jahren äußerten fast die Hälfte ihre Sorge, in der Gesellschaft nur noch als Belastung angesehen zu werden.[5] Damals schon klagte jeder zweite mehr als 60 Jahre alte Deutsche über Einsamkeit. Das ist zwar in gewisser Hinsicht normal, weil Einsamkeit zu den kaum zu umgehenden Beschwerden des Alters gehört. Wenn allerdings die Einsamkeit zur Vereinsamung wird, darf die Gesellschaft nicht mehr darüber hinweggehen.

Vereinsamung äußert sich oft in Depression. Grundsätzlich sind Depressionen im Alter ungefähr genauso verbreitet wie Depressionen in jüngeren Jahren, was bedeutet: Sie sind *sehr* verbreitet. Allerdings gibt es bei der Häufigkeit von Depression im Alter auffällige Abstufungen: In Altenheimen und Pflegeeinrichtungen ist der Anteil Depressiver ungleich höher als bei Senioren, die zu Hause wohnen. Wahrscheinlich spielen drei Faktoren dabei eine Rolle:

- Depression ist ein sehr häufiges Symptom bei Demenz, was nicht zuletzt daran liegt, dass Depression die Entstehung von Demenz begünstigt.

- Diese Menschen sind einsam und sehen keinen Sinn mehr im Leben.
- Vermutlich sind viele deshalb so einsam, weil sie sich nur noch geduldet, aber nicht gebraucht fühlen.

Ruhigstellung statt Ruhestand

Alte Menschen sind zwar die häufigsten Patienten auf den internistischen Stationen der Krankenhäuser, aber in Psychiatrien findet man sie selten. Egal, unter welchen psychischen Erkrankungen sie leiden, meistens bleibt ihnen die angemessene Behandlung vorenthalten. Man bringt sie lieber in den Heimen unter. Mindestens jeder vierte Senior, der ins Krankenhaus kommt, bringt eine behandlungswürdige seelische Störung mit, und davon leidet ungefähr jeder zweite nicht nur an einer einzigen Krankheit. Am häufigsten kommen Depression und Demenz zusammen. In solchen Fällen ist der Heilungserfolg des körperlichen Problems, weswegen diese Patienten eingewiesen wurden, sehr beeinträchtigt und das Sterberisiko deutlich erhöht.

Für viele wird der Ruhestand zur Ruhigstellung. Das Problem ist schon seit mindestens 20 Jahren bekannt. Untersuchungen in Altenheimen zeigten zum Teil erhebliche Überdosierungen von Psychopharmaka auf, die fatale Nebenwirkungen hatten.[6] Der Arzneimittelforscher Prof. Gerd Glaeske von der Uni Bremen stellte damals schon fest: »Viele ältere Menschen werden sinnlos übertherapiert.«[7] Es scheint sich daran nichts geändert zu haben. Glaeske, führender Experte in diesem Forschungsgebiet, verkündet immer noch dasselbe und weist darauf hin, dass insbesondere demente Menschen viel zu oft durch Psychopharmaka ruhiggestellt würden. Bei ihnen würden vor allem Neuroleptika eingesetzt, die für Senioren lebensgefährliche Nebenwirkungen haben könnten; sehr oft auch noch erheblich überdosiert.

Sehr viele alte Menschen sind alkohol- und medikamentensüchtig. Einerseits ist das ihr Weg, um mit den Traumata ihres Lebens fertigzuwerden, zu denen ja nicht selten die furchtbarsten Kriegserlebnisse gehören. Andererseits werden sie auch süchtig gemacht. Bereits vor 20 Jahren gab es nach einer Schätzung des Fachverbands Freier Einrichtungen in der Suchtarbeit (FES) allein in den alten

Bundesländern eine halbe Million medikamentenabhängige Alte. Heute scheint die Zahl erheblich höher zu liegen. Wo genau die Suchtgrenze liegt, ist schwer festzustellen, aber jedenfalls sollen bis zu zwei Millionen der über 60-Jährigen von einem bedenklichen Psychopharmaka-Konsum betroffen sein.

Dass der Medikamentenkonsum alter Menschen sehr hoch ist, versteht sich von selbst. Aber nicht nur Neuroleptika werden zu oft und in zu hohen Dosen verabreicht, sondern viel zu oft auch noch Beruhigungsmittel mit hohem Suchtpotenzial, um alte Menschen ruhig schlafen zu lassen und ruhigzustellen. Ungefähr die Hälfte der Bewohner von Altenheimen nimmt Psychopharmaka ein. Häufig sind das zu hoch dosierte und zu lang verabreichte Sucht erzeugende Benzodiazepine[8]. Andererseits ist wirklich angemessene Medikation, die individuell angepasst ist, und Psychotherapie in den Altenheimen Mangelware. Diesen unmäßigen Umgang mit Medikamenten bei alten Menschen könnte man schleichende Euthanasie nennen. Neben den unmittelbaren Nebenwirkungen, die das Sterben auf physiologischem Weg beschleunigen, entstehen die mittelbaren und wahrscheinlich nicht weniger tödlichen Konsequenzen. Das Immunsystem wird geschwächt, lebenswichtige Körperfunktionen werden eingeschränkt, die Wahrnehmung für Gefahrensignale wird herabgesetzt und der Widerstand gegen unfaire Behandlung wird gedämpft.

Die seelischen Probleme alter Menschen lassen sich vor allem in den drei Hauptgruppen Demenz, Depression und Sucht zusammenfassen. Gegen Depression und Sucht kann man ziemlich viel tun, auch noch bei Senioren. Gegen gehirnorganisch bedingte Demenzen ist noch kein Kraut gewachsen.

Wenn auch die Zahl der psychisch kranken alten Menschen sehr groß ist, so dürfen wir doch nicht übersehen, dass die meisten weder dement, depressiv noch süchtig sind, sondern sich guter seelischer Gesundheit erfreuen. Die geistige Leistungsfähigkeit verändert bei seelisch gesunden Senioren ihre Struktur, nicht aber ihre Qualität. Auch das Gedächtnis lässt nicht einfach nur insgesamt nach, sondern es wandelt sich. Eigentlich müsste das jedem klar sein, denn es ist ja hinlänglich bekannt, dass alte Menschen nicht selten geistige Höchstleistungen vollbringen. Und nicht nur das – wie bei einem guten alten Wein kann es auch bei einem guten alten Menschen sein: Die geistige Reife gelangt erst im Alter zu ihrer vollen Entfaltung. Nicht von ungefähr gehörten seit jeher das Alter und die Weisheit eng zusammen. Wie Forschungsarbeiten aus den letzten Jahren gezeigt haben, ist das zu Recht bis heute so geblieben.

Ein ermutigendes Beispiel

Die seelischen Nöte alter Menschen sind zwar enorm, aber deshalb müssen wir vor ihrer Wucht nicht resignieren. Vieles lässt sich ändern, wenn man aktiv Wege sucht und nicht aufgibt. Ich (Heidrun Mildner) möchte von einem ermutigenden Beispiel aus meiner Praxis erzählen:

Das Telefon klingelt und ich nehme den Hörer ab. »Heidrun Mildner.« – »Guten Tag, mein Name ist Peku. Mein Vater hat die Diagnose Demenz. Er ist 78 Jahre alt und wird in der nächsten Woche aus der Klinik entlassen. Ich möchte mich informieren, was ich tun kann. Wie können wir am besten mit unserem alten Herrn umgehen?« So oder so ähnlich beginnen in der Regel die Kontakte über die ehrenamtlich geführte Demenzberatung in der Evangelischen Diakoniestiftung.

Nach einem Beratungsgespräch ist Herr Peku junior bereit, dass ich einen Hausbesuch mache, um seinen Vater, mit dem er unter einem Dach wohnt, persönlich kennenzulernen. Der andere Sohn von Herrn Peku senior wird auch dabei sein. So besteht die Möglichkeit, besser zu erkennen, welcher Art von Hilfe es bedarf.

Vor mir sitzt ein aufgeschlossener älterer Herr. Er begrüßt mich freundlich und lässt mich wissen, dass er aus der Psychiatrie mit der Diagnose Alzheimer entlassen worden ist. Die Stimmung ist bedrückt. Die Söhne und auch der Vater stehen vor der Frage, wie es zu Hause weitergehen kann. Tagsüber ist der Vater allein. Die Diagnose macht dem Betroffenen Angst und verunsichert ihn und auch seine Söhne, die für den Vater nur das Beste wollen.

Herr Peku senior war mit der Diagnose »Depression« in die Psychiatrie eingewiesen worden. Das hatte die Familie schon genug herausgefordert – und jetzt auch das noch. Herr Peku senior redet für sich selbst: »Ich bin ja nicht alleine. Ja, ihr seid außer Haus, und die Enkelkinder sind vormittags in der Schule, aber ich komme schon zurecht.« Der

Pflegedienst ist bereits eingeschaltet. Er sorgt dafür, dass die Medikamente gestellt werden. Dadurch ist auch am Vormittag gewährleistet ist, dass jemand Kontakt aufnimmt und nach dem Rechten schaut.

Im Lauf des Gespräches wird deutlich, dass Herr Peku senior sehr wohl über sich selbst Bescheid weiß und unglücklich über die Menge der Medikamente ist, die er nunmehr einnehmen soll: Antidepressiva, Neuroleptika, Betablocker, Antidementiva und noch weitere.

Wir verbringen noch etwas Zeit mit Geplauder. »Es hat mir gutgetan, einfach mal wieder zu reden«, sagt mir Herr Peku senior leise zum Abschied. Er wünscht sich, dass ich wiederkomme. Ich freue mich und danke ihm.

Auf dem Heimweg geht mir manches durch den Kopf: »Was ist das – Demenz? Oder Depression? Gibt es eine Ausschlussdiagnose? Wie kann die rechte Begleitung für Herrn Peku senior aussehen?«

Ein weiteres Gespräch mit den Söhnen findet statt. Ich erfahre, dass vor fünf Jahren die Mutter gestorben ist und dass der Vater sich ihrer Pflege gewidmet hat. Danach kümmerte er sich um einen Verwandten, der in ein seelisches Loch gefallen war, und um andere Menschen, denn soziales Engagement war für ihn wichtig. Aber nach dem Tod der Mutter plagten ihn Ängste; Pillen halfen, sie zu überwinden. Dann vergaß er immer mehr und bekam seinen Alltag nicht mehr geregelt. Es gab keine Struktur mehr. Erschöpft wurde er in die Klinik eingewiesen, zunächst mit der Diagnose »Depression«. Aber nach den Untersuchungen stellten die Ärzte die Diagnose »Alzheimer«. Die Computertomografie ließ Eiweißablagerungen im Gehirn erkennen. Antidementiva sollen jetzt helfen, das Fortschreiten der Erkrankung zu verlangsamen. Herr Peku senior ist nicht davon angetan, noch weitere Medikamente zu schlucken.

Der alte Herr wird ab jetzt regelmäßig von einem ehrenamtlichen Helfer besucht. Sie führen Gespräche, machen Spaziergänge, trinken gemeinsam Kaffee. Immer wieder äußert Herr Peku senior den Wunsch, die Medikamente zu reduzieren. Er ist sich seiner Abhängigkeit bewusst. Sein Neurologe lässt sich auf eine Reduzierung ein. Das Antidementivum wird ganz gestrichen.

Nach einigen Wochen biete ich Herrn Peku senior zusätzliche therapeutische Gespräche an. Er willigt ein. Ich unterstütze ihn dabei, seine Situation zu reflektieren: Er spricht über die Einsamkeit, das

Nicht-Dazugehören, über den geringen Kontakt zu den Söhnen und deren Familien. Er spürt den Zwiespalt in sich: Einerseits sucht er die Gemeinschaft, andererseits möchte er niemandem zur Last fallen. Herr Peku senior erinnert sich, was ihm früher geholfen hat, wenn er sich überflüssig und abgelehnt fühlte. Er findet wieder einen Weg. Wir vereinbaren Telefonkontakte zum »Ausweinen«, wenn »die Decke auf den Kopf fällt«.

Im Rahmen seiner Möglichkeiten beginnt Herr Peku senior wieder, Verantwortung für sich selbst zu übernehmen. Die Familie reagiert zunächst mit Skepsis darauf. Einerseits findet sie es gut, wenn der Vater wieder besser selbst zurechtkommt, andererseits befürchtet sie, dass er sich überfordern und dadurch wieder in die Depression geraten könnte. Als der Vater spürt, dass seine Familie es ihm nicht zutraut, zieht er sich wieder zurück und lässt sich erneut in die Klinik einweisen. Dort verbringt er fast zwei Monate. Sein Entschluss scheint festzustehen: »Ich gehe nicht mehr nach Hause zurück.« Ich halte weiter Kontakt zu ihm.

Herr Peku senior schafft es, ein neues Verhältnis zu seinen Söhnen aufzubauen. Er fühlt sich nicht mehr so allein und kann Gemeinschaft mit seiner Familie haben, wann er will. Er überwindet mehr und mehr seine Trauer. Er bewahrt sich die Eigenständigkeit. Dazu gehört, dass er umzieht. Er nimmt eine Einrichtung für betreutes Wohnen in Anspruch.

Wir pflegen weiter den Kontakt. Manchmal ruft er mich an, ab und zu verabreden wir uns.

KÖRPERLICHE GESUNDHEITSPROBLEME

Ein aussichtsloser Kampf

Geistige und seelische Jugendfrische sind ein generationsübergreifendes Phänomen. Trotz aller Anstrengungen der Medizin, den Mythos »Jungbrunnen« Realität werden zu lassen, nehmen die körperlichen Beschwerden unerbittlich mit dem Alter zu und erfassen jeden über kurz oder lang. Das ist zwar leidvoll, doch kaum beklagenswert, denn sterben müssen wir alle. Umso problematischer ist aber der Versuch, die Krankheiten des Alters einzudämmen und womöglich sogar zu heilen, denn dieses Bestreben kostet ungeheuer viel Geld – und zwar jetzt schon viel mehr, als zur Verfügung steht.

Je mehr Senioren es gibt, desto mehr kranke Menschen leben in unserer Gesellschaft. In den allgemeinen Krankenhäusern liegen ganz überwiegend alte Menschen. Bereits vor 20 Jahren hatte zum Beispiel jede dritte Seniorin in Deutschland Osteoporose, weit mehr als die Hälfte der alten Männer hatten Prostatabeschwerden, 60 000 Hüftgelenke wurden jährlich ersetzt und drei Millionen Deutsche litten unter Altersdiabetes. Im Schnitt nahm jeder über 60-jährige Krankenversicherte täglich drei verschiedene Medikamente ein.

Ein Jahrzehnt später stellte die AOK in ihrem Fehlzeitenreport fest:

> »Schon heute wird der Krankenstand stark durch die Fehlzeiten älterer Arbeitnehmer dominiert. Bei den über 50-Jährigen sind fast doppelt so hohe Krankenstände zu verzeichnen wie bei den jüngeren und mittleren Altersgruppen. Ein erheblicher Teil der Beschäftigten scheidet zudem aus gesundheitlichen Gründen vorzeitig aus dem Erwerbsleben aus. Trotz der Anhebung des Renteneintrittalters auf 65 Jahre liegt das faktische Rentenzugangsalter zurzeit immer noch bei 60 Jahren.«[9]

Über 40 Prozent der Menschen in Deutschland sterben an Herz-Kreislauf-Erkrankungen; mehr als 90 Prozent von ihnen erreicht der Tod auf diese Weise erst in fortgeschrittenem Alter von 65 Jahren aufwärts. Bei einem weiteren Viertel der Deutschen, die im Lauf eines Jahres sterben, ist Krebs die Todesursache. Diese beiden Krankheitsbereiche sind für mehr als 65 Prozent aller Todesfälle bei uns verantwortlich. Die weiteren 35 Prozent verteilen sich auf mehrere kleinere Ursachengruppen.[10]

Auch der Krebs tritt meistens erst auf, wenn Menschen schon älter als 65 sind. Oft beginnt die Krankheit aber schon früher, und oft beendet sie dann auch das Leben. Krebs ist mit über 40 Prozent die häufigste Todesursache bei den Deutschen, die zwischen 45 und 65 sterben: Ein Viertel aller Krebserkrankungen entsteht in dieser

Altersspanne[11], und viele von ihnen sind auf Nikotinmissbrauch zurückzuführen.

Zusammenfassend können wir feststellen: Die häufigste Todesursache bei jungen Alten ist der Krebs. Je älter die Menschen werden, desto mehr überwiegen Herz-Kreislauf-Erkrankungen als Todesursache.

Es ist bemerkenswert, dass es in der Statistik der Todesursachen keine Kategorie für so etwas wie »Altersschwäche« gibt. Logischerweise endet jedes Leben mit dem Herzversagen. Stehen deshalb die Herz-Kreislauf-Erkrankungen an erster Stelle bei den Hochbetagten? Einfach nur schwach zu werden und zuletzt friedlich einzuschlafen, scheint gar nicht in Betracht zu kommen. Sterben wird grundsätzlich, wenn es nicht gewaltsam geschieht, als Krankheit angesehen, und um das Sterben festzustellen, braucht man eine Krankheitsdiagnose. Und weil die Medizin sich der Heilung von Krankheiten verpflichtet weiß, bietet sie alles auf, um die Krankheit »Sterben« zu verhindern. Eigentlich ist das seltsam, denn jeder weiß, dass sich das nun einmal bei keinem einzigen Menschen verhindern lässt.

Die allermeisten Todesursachen führt das Alter im Gepäck. Auch wenn es sich nicht schön liest: Es *muss* etwas geben, woran der Mensch stirbt. Die Medizin bezeichnet das als Krankheit und hat jeweils einen Namen dafür. »Todesursache Herzstillstand« wäre für einen Mediziner keine befriedigende Auskunft.

Indien zum Beispiel weist nur wenige Todesfälle durch Krebs auf, aber nicht etwa, weil die Menschen dort gesünder leben oder das medizinische System besonders gut ist, sondern aus dem schlichten Grund, weil die Bevölkerungspyramide Indiens so aussieht wie unsere vor über hundert Jahren. Der Bevölkerungsanteil der über 60-Jährigen ist dort sehr gering. Die durchschnittliche Lebenserwartung beträgt in Indien 61 Jahre. Deshalb kommt das Altersleiden Krebs kaum zum Zug. Die Lebenserwartung eines deutschen Neugeborenen beträgt heute 80 Jahre. Darum gibt es bei uns auch sehr viel mehr Krebserkrankungen.

Wenn das Leben in den letzten Abschnitt geht, verdichten sich naturgemäß die Krankheitsanfälle, um es zum Ende zu bringen. Je länger dieser Prozess dauert, desto mehr Gebrechen werden wahrscheinlich. Oft überlagern sie sich. Man spricht dann von »Multimorbidität«. Dadurch wird die Behandlung der Krankheiten nicht nur sehr aufwendig und teuer, sondern auch kompliziert. Diagnose und Therapie sind erschwert, Fehleinschätzungen häufig, Fehlbehandlungen ebenso.

Die Multimorbidität der Bewohner von Pflegeheimen ist ausgeprägt; viele wechseln oft zwischen Pflege in Altenheim und Krankenhaus, wobei Letzteres sehr häufig Endstation ist, da die medizinisch-pflegerischen Komplikationen zuletzt nicht mehr vom Pflegeheim bewältigt werden können. Aber für viele macht es kaum einen Unterschied, ob ihr Leben hier oder dort zu Ende geht, denn die meisten Menschen fühlen sich auch im Pflegeheim nicht zu Hause. Sie sind vielleicht gerade erst dorthin gekommen und sozusagen zum Sterben »ausgelagert« worden. Mehr als die Hälfte der Neuzugänge in den Altenpflegeheimen stirbt im Lauf des ersten Jahres. Viele hätten sich ein anderes Ende vorgestellt. Die meisten Menschen würden gern zu Hause sterben, aber fast 80 Prozent der Deutschen bleibt es versagt.[12]

Wenn es keine anderen Schubfächer als die der »Krankheitslehre für menschliches Schwachwerden« gibt, dann wird das Problem der Alterskrankheiten natürlich umso größer, je älter die Menschen werden. Demnach wäre kurz vor dem Tod jeder todkrank. Die medizinische Ideologie, Defekte zu reparieren, sieht das tatsächlich immer noch so. Skurril daran ist, dass der größte Teil der Behandlungskosten auf der allerletzten Wegstrecke verbraucht wird. Im Klartext bedeutet das: Wir Deutschen tun für die Gesundheit dann am allermeisten, wenn es zu spät ist. Am Ende des Lebens versuchen wir mit aller Macht und ohne Rücksicht auf die Kosten den finalen Kampf auf Leben und Tod zu gewinnen, der noch nie gewonnen wurde und nie gewonnen werden wird. Der Tod hat immer noch das letzte Wort. Mehr als ein Aufschieben wird daraus nicht, und je älter der Patient ist, desto kürzer wird die gewonnene Zeit.

So verrückt das ist, versteht es sich dennoch von selbst, dass sich das Problem nicht leicht lösen lässt. Ein Mehr-Klassen-Gesundheitssystem, das den Anspruch auf Leistungen altersbezogen abstuft, ist unmenschlich. Leider besteht es heute schon. Hier hilft es nur, wenn wir die Definitionen von »Gesundheit« und »Krankheit« neu überdenken.

So kann es nicht weitergehen

Zum Altern gehören die behandlungsbedürftigen Krankheiten des Alters, aber das Altern selbst ist keine Krankheit, und Sterben ist ein Teil des Lebens wie die Geburt. Es geht nicht darum, dem Leben mit aller Gewalt mehr Jahre zu geben, sondern es geht darum, den Jahren mehr Leben zu geben. Wir müssen neu lernen, dass es nicht immer sinnvoll ist, alle möglichen Gebrechlichkeiten des Alters in Krankheitsschubladen zu sortieren. Es muss einen normalen, gesunden Weg des Alterns mitsamt der zunehmenden Altersschwäche geben – denn anders ist es nun einmal nicht zu haben.

Weil wir aber davon noch weit entfernt zu sein scheinen, nimmt das Krankenversorgungsproblem analog zur alternden Gesellschaft immer weiter zu. Das Gesundheitssystem ist schon kollabiert. Vieles wird nach außen hin zugedeckt. Die Zustände in Altenheimen, Krankenhäusern und Arztpraxen sind zunehmend verheerend. Immer mehr Mitarbeitende im Gesundheitswesen brennen aus. Aber die Hauptleidtragenden sind genau die, derenthalben der Kollaps entstand: die Alten.

Am meisten Sorge bereiten in diesem Zusammenhang die Altersdemenzen. Die rasant zunehmende Erkrankungsrate wird mehr und mehr zum hochproblematischen Kostenfaktor. Zu den derzeit ca. 1,2 Millionen demenzkranken Deutschen kommen jährlich 250 000 neue dazu. Das bedeutet, dass sich die Zahl der Demenzkranken alle fünf Jahre verdoppelt. Die Flut der Demenz ist nicht aufzuhalten. Für die Gesamtkosten durch Demenz liegen in Deutschland noch keine konkreten Zahlen vor. Das Statistische Bundesamt hat bislang nur genaue Zahlen zu den »direkten Kosten« ermittelt, die durch bezahlte Pflege und medizinische Behandlung entstehen. 2008 lagen sie bei 9,4 Milliarden Euro. Wichtig zu wissen ist dabei, dass die Kosten zwischen 2002 und 2008 um mehr als 30 Prozent gestiegen sind! Fachleute schätzen, dass die realen Gesamtkosten, je nach Schweregrad der Demenz, tatsächlich aber bei Zahlen zwischen mindestens dem Doppelten und dem Sechsfachen liegen.[13]

Mit den bisherigen Maßnahmen ist dieses Problem in Zukunft nicht mehr zu stemmen. Jetzt schon übernehmen Angehörige den Löwenanteil der Pflege dementer Menschen, viele von ihnen zu einem hohen Preis: Es geht über ihre Kräfte. Viele reagieren mit chronischer Depression.

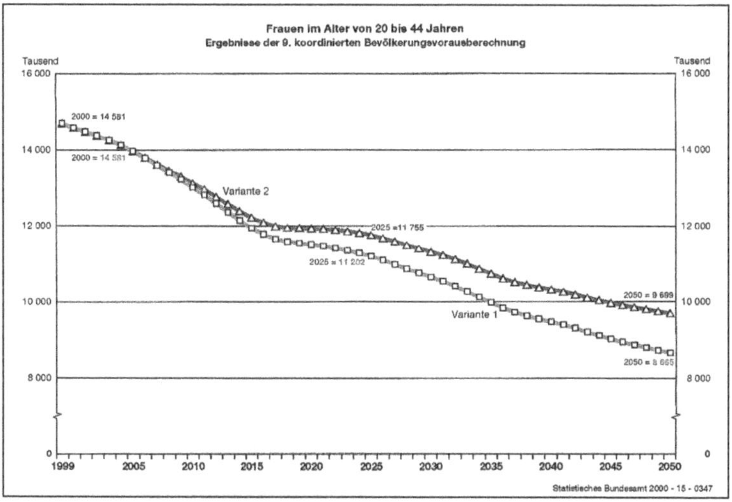

Abbildung 3: Stetiger Rückgang der Frauen im Alter von 20 bis 44.
© Statistisches Bundesamt, Wiesbaden, Frauen im Alter von 20 bis 44 Jahren – Grafik-Ident-2000-15-0347.

Wer wird in Zukunft für die desorientierten Menschen, die sich selbst nicht mehr helfen können, da sein? Im professionellen Bereich übernehmen heute ganz überwiegend jüngere Frauen diese Aufgabe. Schon bald werden sie nicht mehr zur Verfügung stehen, weil diese Jahrgänge deutlich schrumpfen (vgl. Abbildung 3). Hinzu kommt noch, dass der familiäre Zusammenhalt immer mehr verloren geht. Jeder lebt sein eigenes Leben. Wer das nicht mehr schafft, wird zunehmend allein gelassen.

Professionelle Alten- und Krankenpflege wird also rar. Und was rar ist, wird normalerweise auch teuer, sofern es sich um einen Wirtschaftsfaktor handelt. Und das Gesundheitswesen ist ein riesiger Wirtschaftsfaktor! Darum ist anzunehmen, dass gute Pflege immer zur Verfügung stehen wird – wenn man sie sich leisten kann. Sie wird ihren Preis haben. Und was ist mit denen, die zu arm dafür sind? Noch hält sich das Problem der Altersarmut aus den besagten Gründen in Grenzen. Aber das wird sich ändern.

VERARMUNG

Die Sozialwissenschaftlerin Margret Dieck sprach vor 20 Jahren von einer »gewichtigen Minderheit« alter Menschen, die in den kommenden Jahren von Armut betroffen sein würden, und nannte deren Versorgung »das Problem der Zukunft«.[14] Es zeigt sich, dass sie recht behält.

Schon Anfang der 90er-Jahre musste sich etwa die Hälfte der Westdeutschen über 60 Jahre mit weniger als 1 200 D-Mark im Monat zurechtfinden. Auf 100 in die Sozialversicherung Einzahlende kamen damals allerdings noch 50 Rentner, 2030 wären es bei gleichbleibender Entwicklung 120.[15]

Das Statistische Bundesamt hat 2011 einen deutlichen Zuwachs der Menschen ermittelt, die im Alter finanzieller Unterstützung bedürfen.[16] Der Paritätische Wohlfahrtsverband deutete das als Alarmzeichen und erklärte, dass die Quote der Altersarmut derzeit bei 2,5 Prozent liege. Wenn sich die Entwicklung fortsetze, wachse sie in den nächsten Jahren auf zehn Prozent. Jeder fünfte Arbeitsplatz liegt heute schon im Niedriglohnbereich. Vor allem diese Arbeitnehmer sind die Kandidaten der zukünftigen Altersarmut und unter ihnen wiederum vor allem die Frauen. Wie real und dramatisch die Belastungen dieser Menschen sind, die im Erwerbsleben zu wenig verdienen, oft Angst um ihren Arbeitsplatz haben und nicht selten »Knochenjobs« verrichten, zeigt ein statistischer Befund: Ihre Lebenserwartung ist heute schon deutlich niedriger als die der Gutverdienenden. Das ist nicht zuletzt bereits eine (Neben-)Wirkung der Mehr-Klassen-Medizin. Es ist sehr zu befürchten, dass sich die Schere zwischen wohlhabenden Alten und armen Alten in Zukunft immer weiter öffnet.[17] Leider hat die Politik noch kein Mittel dagegen gefunden.

DAS GEBOTENE

Gehen wir einmal in die 80er-Jahre zurück: Damals hat der deutschstämmige Philosoph, Psychologie und Menschenrechtler Wolf Wolfensberger die Lage der Alten und Behinderten in den USA untersucht.[18] Seinem Fazit nach fand ein schleichender »Genozid« an den gesellschaftlichen Randgruppen statt. Aktive Tötung sei selten, aber die *Verhältnisse* seien oft tödlich. Unliebsame Menschen würden nicht umgebracht, aber dem Tod preisgegeben. Wolfensberger nennt dies »Totmachen«. Meist geschehe es im Rahmen des Erlaubten. Er unterscheidet hierbei sechs Abstufungen vom unterlassenen Widerstand bis zur unmittelbaren Tötungshandlung. Zu den schleichenden Faktoren des »Totmachens« alter Menschen gehört laut Wolfensberger zum Beispiel, dass sich die räumliche Geborgenheit auflöst, die Alten sich räumlich eingeengt fühlen, ihnen Kompetenzen weggenommen werden, Dienstleistungen nur minderwertig sind – insbesondere auch im Gesundheitswesen –, Armut herbeigeführt wird sowie die ältere Bevölkerung sich den Behörden ausgeliefert und insgesamt sozial isoliert fühlt. Seine Beobachtungen sind durchaus ernst zu nehmen. Das zeigt sich nicht zuletzt daran, dass die Lebenserwartung bei Menschen mit Minimaleinkommen wie bereits gesehen verkürzt ist. Verschiedene chronische Umstände, die für sich genommen relativ gut verkraftbar sein mögen, können die Gesundheit eines Menschen mit der Zeit ruinieren. Keiner sieht es, aber doch geschieht es. Und diese Umstände abzustufen und als verschiedene Stadien des »Totmachens« zu bezeichnen, leuchtet ebenfalls ein.

Es ist nachdenkenswert, dass Wolfensberger die moralische Verwerflichkeit des »Totmachens« an der Grundeinstellung festmacht, »ob ich *wünsche*, daß ein Mensch lebt, oder ob ich *wünsche*, daß er stirbt«[19].

Schon das alte Rom sah sich in der Sorge für die Alten überfordert und entledigte sich seiner Pflicht mitunter, indem es sie von der Tiberbrücke warf. Heute bedient man sich sanfterer Methoden, die allerdings oft nur nach außen hin so erscheinen. Nicht selten greifen Pflegekräfte und Angehörige auch zu Gewaltmaßnahmen. Manchmal tritt die Spitze des Eisbergs erschreckend hervor, etwa durch den Horrorbegriff »Granny Dumping« (»Oma-Wegwerfen«), dessen realer Hintergrund die buchstäbliche Aussetzung von Zehntausenden durch ihre Angehörigen in den USA ist.

Eine Gesellschaft, die ihre alten Menschen vor allem als Last empfindet und der Meinung ist, dass es die Alten besser nicht gäbe, zerstört sich selbst. Darauf weist schon das vierte Gebot in der Bibel hin: »Du sollst deinen Vater und deine Mutter ehren, auf dass du lange lebest in dem Lande, das dir der Herr, dein Gott, geben wird« (2. Mose 20,12). »Ehren« meint Achtung und Respekt und dass die Bedürfnisse der alten Menschen ernsthaft berücksichtigt werden. Etwas daran ist besonders interessant: Dieses Gebot ist unmittelbar mit der Zusage gegeben, dass es dem Volk sehr guttun wird, wenn es dies befolgt. Die Verheißung langen Lebens mag auf den generationenübergreifenden Zusammenhang zwischen dem Altern unserer Eltern und dem eigenen Altern hinweisen, der in unserem Jahrhundert mit noch nie da gewesener Evidenz einleuchtet: Wir sorgen am besten für das eigene Alter vor, wenn wir uns heute schon der Herausforderung der alternden Gesellschaft stellen und humane Wege finden, diese Aufgabe zu bewältigen. Aber auch der sozialgeschichtliche Hintergrund des Gebots hat hohen Gegenwartsbezug: In den Nomadenvölkern rings um das damals selbst umherziehende Volk Israel pflegte man alte Menschen, die nicht mehr Schritt halten konnten, in der Wüste auszusetzen und dadurch dem Tod preiszugeben. Israel sollte sich signifikant anders verhalten.

»Nicht mehr mitkommen« ist geradezu eine zusammenfassende Beschreibung, wie es Desorientierten geht. Sie auszugrenzen und schleichend zu entsorgen ist wahrscheinlich eine der größten Versuchungen unserer Gesellschaft im 21. Jahrhundert. Es »wächst die Bereitschaft, ernsthaft das Thema Sterbehilfe zu diskutieren und damit an ein bislang geltendes Tabu zu rühren«, schreiben die Autoren Dammann und Gronemeyer besorgt. »Hier und dort wird bereits jetzt die Vorstellung laut, dass auch Menschen mit Demenz, die ja doch nur noch ›leere Hüllen‹ sind […], letztlich dankbar sein könnten, wenn man sie von ihrem unbegriffenen Leiden erlöste.«[20]

Die Frage ist, wer die Demenzerkrankten in diesem Sinne »mitnimmt«. Wer wird in Zukunft dazu in der Lage sein? Die Antwort ist ganz eindeutig: In erster Linie ist die Solidarität der Alten untereinander gefragt. Um dieses Potenzial zu wecken, zu fördern und zu kanalisieren, brauchen wir aber eine deutlich andere als die herkömmliche Sozialpolitik. Wir brauchen neue, flexible Arbeits- und Ruhestandsmodelle. Wir brauchen einen deutlich durchlässigeren Übergang zwischen professioneller Arbeit und bürgerschaftlichem

Engagement. Und vor allem: Wir brauchen engagierte Menschen, die nicht erst warten, bis der Staat ihnen Türen öffnet und Wege bahnt. Wir brauchen Pioniere, Vorreiter, mutige Innovatoren.

Wir haben dieses Kapitel mit dem ersten Teil eines Zitats von Mutter Theresa begonnen. Wir schließen es mit dem zweiten Teil:

> »Für alle möglichen Arten von Krankheiten
> gibt es Arzneien und Therapien.
> Aber das Unerwünscht-Sein, glaube ich,
> diese schreckliche Krankheit,
> kann niemals geheilt werden – es sei denn,
> es finden sich Hände,
> die zum Dienen bereit sind und ein Herz,
> das zum Lieben bereit ist.«[21]

ZUSAMMENFASSUNG

- Das **Durchschnittsalter der Bevölkerung** wird immer höher. Dadurch entstehen soziale und wirtschaftliche Probleme, weil die Gesellschaft sich erst noch darauf einstellen muss, nicht aber, weil es zu viele alte Menschen gibt! Wer die alten Menschen vor allem als Last betrachtet, spricht von der »Überalterung« der Gesellschaft. Wer ihr großes Potenzial erkennt, freut sich daran, dass unsere Gesellschaft gereift ist. Von dieser Sichtweise sind wir allerdings noch weit entfernt. **Altersdiskriminierung** ist an der Tagesordnung und geschieht nicht selten schamlos öffentlich.
- Wir befinden uns in der Krise. Die **psychosozialen, gesundheitlichen und ökonomischem Probleme alter Menschen** haben drastisch zugenommen, und der Pegel wird noch immer weiter steigen. Es hat lange gedauert, bis das ins öffentliche Bewusstsein gerückt ist. Zu Recht ist es mittlerweile ein zentraler Diskussionsgegenstand in den Medien, und nicht zu Unrecht steht dabei das Thema »Altersdemenz« ganz besonders im Brennpunkt.
- Die wachsenden Nöte alter Menschen hängen stark mit der **diskriminierenden Grundeinstellung dem Alter gegenüber**

zusammen. Darum haben es alte Menschen nach wie vor auf dem Arbeitsmarkt schwer, darum vereinsamen und verarmen viele, darum werden sie häufig als »demente Deppen« abgestempelt, darum werden sehr viele kranke alte Menschen falsch und schlecht behandelt und langsam in den Tod »weggeschoben«.

- Die Diskriminierung des Alters entsteht zu weiten Teilen aus der Hilflosigkeit diesem Phänomen gegenüber, dem sich die Gesellschaft erst seit wenigen Jahrzehnten wirklich stellen muss. Das zeigt sich besonders in der Medizin, die auch **für die normalsten Alterungsprozesse nur Krankheitsbezeichnungen** kennt und die sich so verhält, als müsste sie mit aller Macht den biologischen Tod verhindern. Die Gesellschaft huldigt dem **Jugendlichkeitskult**. Sie sperrt sich noch dagegen, Altwerden und Reifwerden, Loslassen und Sterben als natürlichen Teil des Lebens zu begreifen und zu integrieren. Was man nicht haben will, das grenzt man aus.
- Eines der **Zehn Gebote** schiebt der Ausgrenzung der Alten den Riegel vor und begründet dies damit, dass eine Gesellschaft, die sich so verhält, sich selbst die Zukunft raubt. Aktueller geht es nicht. Wir tun gut daran, in diesem Gebot das **dringend Gebotene** zu sehen.

3. WAS UNTER DEMENZ VERSTANDEN WIRD

ALTERSDEMENZEN

Weltweit sind dem Stand der Forschung nach heute mindestens 25 Millionen Menschen an Altersdemenz erkrankt. Im Vergleich zur Gesamtbevölkerung ist das noch nicht dramatisch viel. Aber wieder liegt es daran, dass es in vielen Gegenden der Welt nur wenig alte Menschen gibt und noch viel weniger Hochbetagte. Für Altersdemenzen können wir mit noch größerem Recht behaupten, was wir schon zum Krebs sagten: Sie sind Wege des Sterbens. Ein Mensch, der über 65 Jahre alt ist und an Demenz in fortgeschrittenem Stadium leidet, hat im Schnitt noch eine Lebenserwartung von einem Jahr. Fortgeschrittene Demenz ist also ein ziemlich sicheres Zeichen dafür, dass ein Leben recht bald zu Ende geht. Was für das Herz gilt, stimmt auch für das Gehirn: Es ist kein Perpetuum mobile. Irgendwann kann es nicht mehr. Bei einem schweren Schlaganfall kann das ganz plötzlich gehen. Aber meistens findet ein degenerativer Prozess statt, der höchstens gebremst, nicht aber gestoppt werden kann. Er schreitet unaufhaltsam fort bis zum Tod. Das nennt man medizinisch korrekt »Demenz«. Aber ob das die einzig richtige Bezeichnung ist, darf bezweifelt werden.

Wie sehr die Hauptformen der Demenz altersbedingt sind, zeigt die Kurve der Häufigkeit ihres Auftretens (vgl. Abbildung 4). Nur fünf Prozent aller Demenzen ereilen Menschen, die jünger sind als 50. Und auch die nächsten zwei Lebensjahrzehnte bleiben die allermeisten davon verschont. Während die Erkrankungshäufigkeit bei Menschen unter 70 Jahren nur bei ca. fünf Prozent liegt, steigt sie bei den Hochbetagten bis auf 40 Prozent an. Vom 60. Lebensjahr an verdoppelt sich das Erkrankungsrisiko alle fünf Jahre. Dass mehr Frauen als Männer von Altersdemenz betroffen sind, liegt schlicht daran, dass sie im Durchschnitt älter werden.

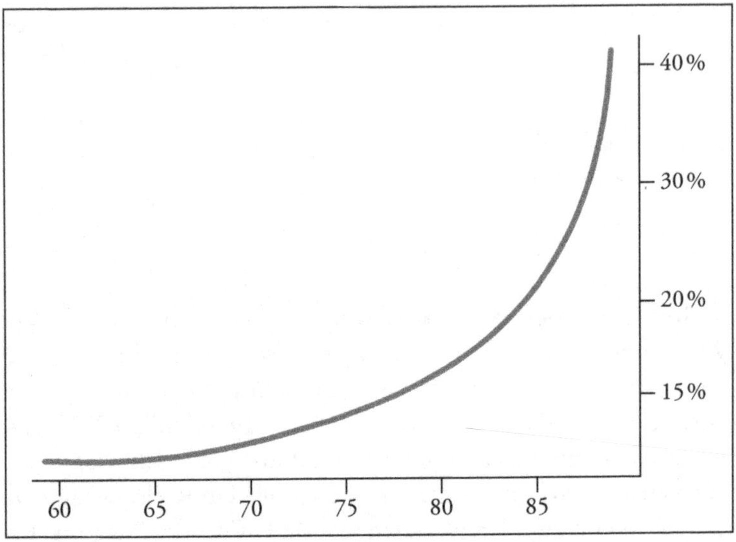

Abbildung 4: Die Wahrscheinlichkeit, an Altersdemenz zu erkranken, steigt mit dem Alter rapide an.

An Demenz zu leiden heißt nicht, dement zu sein

Obwohl die Forschung auf Hochtouren läuft, ist noch viel vom Phänomen der Altersdemenz unklar. Schon die Bezeichnung selbst lässt zweifeln, ob sie tatsächlich das Problem auf den Punkt bringt. Sie ist nämlich sehr tendenziös: Demenz kommt aus dem Lateinischen und meint wörtlich »ohne Geist«, »ohne Verstand«. Das gibt Anlass zu fatalen Assoziationen. Zum einen legt es nahe, den Betroffenen nicht mehr in vollem Maß die Menschenwürde zuzuerkennen und sie entsprechend zu behandeln, weil ihnen mit dem Geist das spezifisch Menschliche zu fehlen scheint. Zum anderen provoziert es ein diskriminierendes Werturteil, das in entwürdigenden Wörtern wie »Blöde«, »Deppen« und »Idioten« Ausdruck findet. Dadurch wird aber ein äußerlich wahrgenommener Teilbereich dieser Menschen so gedeutet, als würde er ihre Gesamtpersönlichkeit kennzeichnen. Damit wird ihnen Unrecht getan. Ihr Geist ist keineswegs abhandengekommen, er hat nur ein erhebliches Problem, sein Instrument – das Gehirn – noch so zu bedienen, dass er gestalten und mitteilen kann, was er gern möchte. Ihm geht es wie dem Meisterorganisten angesichts einer völlig verstimmten Orgel, bei der auch noch ein Register nach dem anderen ausfällt. Weil ihm nichts anderes übrig bleibt, wird der Organist nach Wegen suchen, die Mängel zu kompensieren. Wer ihn verstehen will, muss sich hineinfühlen, um eine Vorstellung davon zu bekommen, wie es wohl klingen würde, wenn die Orgel intakt wäre. Der Zuhörer muss mehr vernehmen als den armen Klang, der ihn erreicht. Aber dazu muss er auch glauben, dass tatsächlich mehr vorhanden ist. Mit einem Menschenbild, das den Geist auf eine Gehirnfunktion reduziert, geht das nicht.

Der Begriff »Demenz« als Krankheitsbezeichnung wird sich kaum bald ändern lassen. Umso wichtiger ist es, mit dem Sprachgebrauch behutsam zu sein. Wenn Demenz eine Krankheit ist, dann leidet der Betroffene darunter, aber er *ist* nicht das, worunter er leidet. Kein Mensch *ist* seine Krankheit. Darüber hinaus können wir aber das Wort »Demenz« auch dort, wo es nicht um die klinische Diagnose geht, weitgehend vermeiden und durch »Desorientierung« ersetzen. Diese Alternative scheint mir besser darauf hinzuweisen, worin das Problem der Betroffenen liegt: Sie finden sich in dieser Welt nicht mehr zurecht. Und das kann verschiedene Gründe haben. Gestörte und ausfallende Gehirnfunktionen gehören auf jeden Fall dazu.

Demenz als klinischer Begriff

Um im klinischen Sinn von einer Demenz sprechen zu können, müssen folgende Kriterien erfüllt sein:

- Das Gedächtnis und andere mentale Fähigkeiten sind deutlich gestört.
- Daraus folgt, dass das Zurechtkommen im Alltag deutlich eingeschränkt ist.
- Das Gehirn ist geschädigt, was sich auch medizinisch feststellen lässt.

»Demenz« ist ein Überbegriff, der noch andere Formen als nur die alterstypischen umfasst. Von manchen Demenzerkrankungen wie Morbus Pick, Chorea Huntington und der Lewy-Body-Demenz können auch jüngere Menschen betroffen sein. Aber im Vergleich zu den Altersdemenzen ist das eher selten.

Es gibt primäre und sekundäre Demenzen, die sich in ihrer Entstehung voneinander unterscheiden. Primäre Demenzen haben ihre Ursache in krankhaften organischen Veränderungen des Gehirns selbst. Bei sekundären Demenzen sind solche Veränderungen ebenfalls festzustellen, sie gehen aber auf andere Ursachen zurück. Psychische Störungen, die körperliche Ursachen haben und nicht mit deutlichen organischen Veränderungen des Gehirns verbunden sind, werden nicht als Demenzen bezeichnet. Sekundäre Demenzen können durch bestimmte Infektionskrankheiten hervorgerufen werden. Dazu zählen zum Beispiel: Enzephalitis, Multiple Sklerose, das Downsyndrom, Hirnverletzungen und -quetschungen, Hirntumore, Hydrozephalus (Wasserkopf), Stoffwechsel- und Mangelerkrankungen, Sauerstoffmangel bei Blutarmut, Schilddrüsenunterfunktion, Herzinsuffizienz und nicht zuletzt auch Vergiftungen, insbesondere durch Alkohol und Medikamentenmissbrauch. Man weiß heute von mehr als 50 verschiedenen Krankheiten, dass sie zu Demenz führen können.

Die folgende Tabelle gibt einen Überblick der primären Demenzen.

Primäre Demenzen im Überblick

Gruppe	Formen
Primär-degenerative Demenzen[22]	Senile Alzheimerdemenz Präsenile Alzheimerdemenz Picksche Krankheit Chorea Huntington Lewy-Body-Demenz
Vaskuläre Demenzen	Multi-Infarkt-Demenz Hirnschädigungen durch extremen Sauerstoffmangel und mangelnde Gehirndurchblutung
Mischformen	Alzheimer und Multi-Infarkt-Demenz

Die Hauptformen der Altersdemenz sind die senile Alzheimerdemenz und die Demenzen vom vaskulären Typ. Ungefähr die Hälfte der Altersdemenzen werden als Alzheimer-Erkrankungen eingeordnet, ca. ein Viertel als vaskuläre Demenzen, der Rest gilt überwiegend als Mischformen. Die Bezeichnung »senile Alzheimerdemenz« ist wichtig, weil es auch eine präsenile gibt. Diese Form ist allerdings selten, weshalb im Sprachgebrauch meist auf das »senil« verzichtet wird.

»Vaskulär« bedeutet, dass Defekte des Blutkreislaufs im Gehirn das ursächliche Problem sind. Die Hauptform der vaskulären Demenzen ist die Multi-Infarkt-Demenz, meist als Folge von Arteriosklerose, wozu man früher nicht ganz zu Unrecht auch »Verkalkung« sagte. Die Demenzforscher beschreiben mittlerweile eine recht differenzierte Sicht der Ursachen.

»Multi-Infarkt« meint: Im Lauf der Zeit passieren viele kleine Gehirninfarkte – man könnte auch Mini-Schlaganfälle dazu sagen. Dadurch entsteht eine ziemlich ähnliche Symptomatik wie bei der Alzheimerdemenz, weil durch die gehemmte Blutzufuhr das Gehirn auch zu wenig Sauerstoff bekommt. Dadurch werden die Nervenzellen des Gehirns unumkehrbar geschädigt.

Wir sehen also, dass die vaskulären Demenzen sich gar nicht so stark von den häufigsten körperlichen Altersleiden mit hoher Sterbequote, den Herz-Kreislauf-Erkrankungen, unterscheiden. Bei Gehirninfarkten – seien es winzige, die sich häufen, oder einzelne schwerere Schlaganfälle – passiert ja im Grunde genommen dasselbe wie bei einem Herzinfarkt: Die Blutgefäße sind verengt oder verstopft, der Blutdurchlauf ist unterbrochen und es kommt zum Kollaps. Vielleicht ist das ein Grund dafür, dass Alzheimerpatienten tendenziell länger leben als vaskuläre Demente: Wenn ein Mensch ein gesundes Herz-Kreislauf-System hat, ist die Wahrscheinlichkeit höher, dass er sehr alt wird. Wenn er aber sehr alt wird, steigt die Wahrscheinlichkeit, dass er Alzheimer bekommt.

Den Fachleuten zufolge kann in der Praxis die Unterscheidung, welche dieser beiden Hauptformen der Altersdemenz vorliegt, sehr schwierig sein. Oft treten sie gemeinsam auf und oft ist nicht klar, wo die Ursachen der Störungsphänomene liegen. Die Autopsiebefunde der Gehirne von Menschen, bei denen Alzheimerdemenz diagnostiziert wurde, weisen in aller Regel auch Gefäßschädigungen auf. Diese Tatsache lässt es laut dem amerikanischen Professor für Medizin und Bioethik und Bestsellerautor Stephen G. Post nicht zu, die Ursachen der Altersdemenz klar voneinander abzugrenzen. Demnach müsste das vermutete Viertel der Mischformen deutlich weiter gefasst werden. Post überlegt, ob Altersdemenz nicht weitgehend einfach dadurch zustande komme, dass die Stabilität der Blutgefäße nachlasse und parallel dazu das gesamte Gehirn altere.

Es kann sich bei der Symptomatik aber auch um Auswirkungen von Depressionen handeln, die im Alter so häufig auftreten. Weil ihr Erscheinungsbild bei Senioren dem Erscheinungsbild der Demenzen sehr ähnlich ist, wurde der Ausdruck »Pseudodemenz« dafür geprägt. Wer will im Einzelfall aber bei einem fortgeschritten desorientierten alten Menschen auf dem letzten Abschnitt seines Lebenswegs genau bestimmen, ob seine Problematik in die Schublade »Alzheimer«, »Vaskuläre Demenz« oder »Pseudodemenz« gehört? Oder vielleicht in alle drei? Und je stärker der Abbau zuletzt voranschreitet, desto schwieriger und unsinniger wird die klare Diagnose. Desto wichtiger wird es aber, dass dieser Mensch verlässliche und verständige Begleiter bei seinem Abschied aus diesem Leben hat.

Das Abgrenzungsproblem wird erst recht deutlich, wenn wir genauer betrachten, wie das Krankheitsbild »Alzheimer« überhaupt zustande gekommen ist.

DIE KRANKHEITSBEZEICHNUNG »ALZHEIMER«

Der Fall Auguste Deter und die Folgen

1901 hatte der Frankfurter Psychiater und Gehirnforscher Alois Alzheimer (1864–1915) eine Patientin, die eine Symptomatik zeigte, die ihm einerseits wohl vertraut und andererseits völlig neu war. Bei der Patientin handelte sich um die 50-jährige Auguste Deter. Sie litt an rapide fortschreitendem Gedächtnis- und Orientierungsverlust. Vertraut daran waren Alzheimer die Symptomatik und der Verlauf, denn dieses Krankheitsbild kannte er bereits sehr gut von hochbetagten Patienten. Sein Gönner und Förderer, der berühmte Psychiater Emil Kraepelin, hatte es schon zehn Jahre zuvor mit dem Etikett »Senile Demenz« versehen. Völlig neu an dem Fall Deter war aber das junge Alter der Patientin.

Alzheimer wusste nicht recht, ob er eine neue Krankheit entdeckt hatte, oder ob dieser Fall nur als eine ausnahmsweise sehr früh auftretende Form der senilen Demenz zu bewerten sei. Mit der Präsentation des Falls stieß er bei den Wissenschaftskollegen auf keine Beachtung. Nur Kraepelin würdigte Alzheimers Forschungsbefund, indem er daraus ein eigenständiges Krankheitsbild im Unterschied zum »Altersblödsinn« folgerte. Im Jahr 1910 taufte er es in der achten Auflage seines international anerkannten Lehrbuchs der Psychiatrie zu Ehren des Entdeckers auf Alzheimers Namen. Kraepelin kam damit Alzheimer zuvor. Er richtete eine neue pathologische Schublade ein, noch bevor das Krankheitsbild überhaupt klar eingegrenzt war.

In den nächsten Jahrzehnten interessierte sich niemand für Kraepelins »Alzheimerdemenz«, geschweige denn für die Altersdemenz im Allgemeinen. Erst als in der zweiten Hälfte des Jahrhunderts immer mehr Menschen zunehmend älter wurden, begann die medizinische Forschung allmählich, sich mit der Demenz im Alter ernsthaft auseinanderzusetzen.

In den 1960er-Jahren trafen die Fachleute eine folgenschwere Grundsatzentscheidung: Sie behaupteten erstens, dass die Altersdemenz eine Krankheit sei, die vom normalen Alterungsprozess grundsätzlich unterschieden werden müsse. Und sie behaupteten zweitens, dass diese Krankheit genau in Kraepelins klassifikatorische Alzheimerschublade passe. Von nun an wurden die meisten Fälle fortschreitender Desorientierung im hohen Alter in diese Schublade einsortiert.

Es gilt also festzuhalten:

- Nur weil die Symptomatik der fortschreitenden Desorientierung alter Menschen ähnlich ist wie die bei einem vergleichsweise jungen Menschen, der dazu auch noch ein Einzelfall ist und dessen Krankheitsbild nie eindeutig geklärt wurde, werden beide Arten von Symptomen gleichgesetzt.
- Von diesem Einzelfall ausgehend werden Millionen von alten Menschen, die fortschreitende Desorientierungssymptome zeigen, als »demenzkrank« im Unterschied zum scheinbar klar abzugrenzenden »gesunden« Alterungsprozess eingestuft.

Alzheimerforschung in der Sackgasse?

Eigentlich sollte man bei diesem Befund erwarten dürfen, dass die Forschung die Schublade »Alzheimer« nur behutsam und vorsichtig öffnet. Doch stattdessen stopft sie den größten Teil des Demenzproblems alter Menschen dort ziemlich wahllos hinein. Was dann wieder daraus hervorgeholt wird, um dem Forschungsfortschritt zu dienen, ist stets mit dem Vorurteil der Vorentscheidung behaftet: Weil es aus dieser Schublade kommt, wird natürlich jedes Untersuchungsergebnis entsprechend gedeutet. Eigentlich müsste eine neue, vorurteilsfreie Schublade her, die das Problem nur beschreibt, statt es auch gleich als eine bestimmte Krankheitsform zu bewerten. Sie könnte zum Beispiel mit dem Etikett »Degenerativer Abbau von Gedächtnis und Orientierung im Alter« versehen werden. In dieser Schublade würden sich dann alle möglichen Fälle solcher Symptomatik finden, wahrscheinlich mit einem interessanten Spektrum von »eindeutig krank« bis »ganz normal«. Dieses Spektrum ist es ja gerade, was die Diskussion um »Alzheimer« so schwierig macht. Je mehr geforscht wird, desto deutlicher scheint zu werden, dass die klare Grenze zwischen krankhafter Altersdemenz und normalem Alterungsprozess nicht gezogen werden kann. Befindet sich die Erforschung der Altersdemenz in der Sackgasse? Braucht sie einen neuen Ansatz?

Der aktuelle Forschungsstand scheint dagegen zu sprechen, dass es sich bei Auguste Deters Krankheit und der Altersdemenz des Alzheimertyps um dasselbe Phänomen handelt. Man weiß heute, dass es eine Demenzform mit Alzheimersymptomatik gibt, die aus einer seltenen Genabweichung hervorgeht. Die Betroffenen erkranken meist im fünften Lebensjahrzehnt und bauen sehr schnell ab. Genau das geschah bei Auguste Deter. Es muss darum zwischen zwei Grundformen der Alzheimerdemenz unterschieden werden: der senilen und der präsenilen, die in jüngeren Jahren auftritt.

Bei genauerem Hinsehen weist auch die Symptomatik der präsenilen Demenz deutliche Unterschiede zur senilen auf. Der amerikanischen Sozialarbeiterin Naomi Feil nach sind Biografie, Verhalten, Motorik, Beeinträchtigung mancher Körperfunktionen, Selbstreflexion, Psychodynamik und Verlauf bei präsenil Dementen oft anders als bei senil Dementen.

Die Experten glauben immer noch, dass die Diagnose »Alzheimer« erst sicher nach dem Tod des Patienten gestellt werden kann. Dennoch werden derzeit jährlich ungefähr 160 000 Deutsche auf die Diagnose fixiert. Im Klartext bedeutet das: Die Festlegung von Millionen desorientierter Menschen auf das Krankheitsbild »Alzheimerdemenz« gründet sich auf Indizien, auf Rückschlüsse aus der Symptomatik. Als das einzig sichere Kriterium gelten die alzheimertypischen Gehirnveränderungen:

- Sogenannte »Plaques« sind im Gehirngewebe übermäßig stark vorhanden. Dabei handelt es sich um schädigende Eiweißablagerungen.
- Sogenannte »Neurofibrillen« werden übermäßig ausgebildet. Damit sind schädigende Verfilzungen von Nervenfasern gemeint.
- Wichtige Teile der Gehirnsubstanz werden immer weiter abgebaut.

Solche Veränderungen hatte Alzheimer nach dem Tod Auguste Deters schon bei ihrem Gehirn konstatiert, und da er wusste, dass die Gehirne alter Demenzpatienten genauso aussahen, lag die Vermutung nahe, dass es sich hier wie dort um denselben Krankheitstypus handeln könnte. Alzheimers Vermutung wartet noch bis heute auf ihre Bestätigung. Nach wie vor verfügt die Forschung über keine eindeutigen Befunde, welche Ursachen Altersdemenz hat.

Eine komplexe Krankheit

Es wird fieberhaft geforscht, und immer wieder tauchen neue Ergebnisse auf, die neue Hoffnung verbreiten, man könne das Rätsel »Alzheimer« bald lösen. Aber es sieht so aus, als würde der große Wurf eher nicht gelingen. Der Wert all dieser Befunde scheint vielmehr darin zu liegen, dass immer deutlicher wird, wie komplex das Problem ist. Natürlich ergeben sich daraus mehr Ansatzpunkte zum Weiterforschen und gelegentlich auch zur Therapie. Aber das alles sind bisher nur kleine Schritte – und manchmal auch Rückschritte, weil die Forscher bisherige Annahmen revidieren müssen.

Eine Spur, die schon seit einigen Jahren verfolgt wird, scheint auf die Mitwirkung von Bakterien hinzuweisen. Das könnte bedeuten, dass die Infektion mit solchen Erregern zwar nicht Alzheimer hervorruft, wohl aber begünstigt. Diese Bakterien lösen Entzündungen aus, die wiederum die Entstehung von Alzheimer maßgeblich beeinflussen können. Dafür scheint unter anderem folgende Tatsache zu sprechen: Einer amerikanischen Studie mit 1 200 Seniorenehepaaren zufolge haben pflegende Angehörige von Alzheimerkranken ein sechsfach erhöhtes Risiko, selbst zu Betroffenen zu werden.[23] Ein weiteres Indiz dafür ist eine Feststellung des kanadischen Medizinprofessors Pat McGeer, auf den die Entzündungshypothese zurückgeht: Rheumapatienten haben ein sechsfach geringeres Alzheimerrisiko als die Durchschnittsbevölkerung, weil sie beständig entzündungshemmende Medikamente einnehmen müssen.

Auch weiß man bereits seit einigen Jahren, dass es Wechselwirkungen zwischen den alzheimertypischen Eiweißablagerungen und den Astrozyten gibt. Astrozyten sind wichtige Gewebezellen des Gehirns. Aber die Forscher räumen ein, dass sie bei dieser Fragestellung »gerade mal an der Oberfläche gekratzt« hätten.[24]

Nicola Lautenschlager, Professorin für Gerontopsychiatrie in Melbourne, fasst den Stand der Ursachenforschung so zusammen: »Das Einzige, worüber sich die Fachwelt bei im späten Lebensalter auftretendem Alzheimer einig ist, ist nur, dass es nicht eine Antwort gibt, sondern dass alle möglichen Risikofaktoren, die sich über die ganze Lebenszeit verteilen, die Sache extrem komplex machen.«[25]

Der Degenerationsprozess

Heute weiß man über den Degenerationsprozess des Gehirns bei Alzheimer recht gut Bescheid. Die »Plaques« sind Ablagerungen der Eiweißverbindung Beta-Amyloid, das bei der Informationsübertragung zwischen den Nervenzellen im Gehirn mitwirkt. Das Beta-Amyloid wird erst zum Problem, wenn es sich festsetzt. Die Plaques werden noch zusätzlich gefestigt durch Verknäulungen einer anderen Eiweißverbindung, des Tau-Proteins: Hierbei handelt es sich um die oben bereits erwähnten Neurofibrillen. Die Plaques erschweren die Datenübertragung zwischen den Gehirnzellen und führen letztlich dazu, dass sie absterben. Aus diesem Absterben folgt, dass sich der Botenstoff Acetylcholin im Gehirn verringert, der für Vorgänge des Denkens und Erinnerns sehr wichtig ist. Eine ähnliche Bedeutung hat der Botenstoff Glutamat, der im Gegensatz dazu bei Alzheimerdemenz im Übermaß vorhanden ist. Dadurch werden die Zellverbindungen (Synapsen) überreizt und geschädigt.

Medizinisch gesehen sind diese Gehirnveränderungen der einzige sichere Ansatz für Diagnose, Erforschung und Therapie der Altersdemenz dieses Typs. Hierauf setzen die Forscher, und von hier aus gelangen sie zu immer neuen Erkenntnissen, die zweifellos immer mehr Licht in die gehirnorganische Seite des Problems bringen. Darauf gründen sie ihre Hoffnung, das Problem der Altersdemenz eines Tages zu durchschauen und Mittel zu finden, um es zu verhindern und zu heilen.

Der Degenerationsprozess beginnt an einer Stelle des Großhirns, die man als das »Riechhirn« (Rhinencephalon) bezeichnet und die für die Verarbeitung von Gerüchen zuständig ist. Bald danach erreicht er den Hippocampus, einen Teil des limbischen Systems zwischen Großhirn und Zwischenhirn, der besonders wichtig ist, um Gedächtnisinhalte zu bearbeiten. Der Hippocampus schrumpft im Verlauf der Degeneration. In der Folge greift der Prozess auf immer weitere Bereiche des Gehirns über.

Es gilt als erwiesen, dass dieser Prozess bei Alzheimererkrankten immer stattfindet. Ebenso weiß man aber auch, dass er für sich genommen nicht ausreicht, um Alzheimer zu diagnostizieren. Denn völlig gesunde alte Menschen können dieselben degenerativen Gehirnschädigungen erfahren! Der nachweisbare gehirnorganische Degenerationsprozess ist über kurz oder lang bei jedem alten Menschen so vorhanden wie die Falten in seiner Haut. Bei vielen ist dieser Prozess mit erheblicher Desorientierung verbunden, bei vielen nicht. Wenn sich dieses langsame Abbauen vor allem jenseits des sechzigsten Lebensjahres vollzieht, ist das ganz natürlich. Die individuellen Unterschiede sind dabei aber offensichtlich enorm. Mit »Demenz« hat das zunächst einmal gar nichts zu tun. Dass sehr viele alte Menschen auch noch eine stark fortschreitende Desorientierung erleben, muss nicht zwingend heißen, dass dies von dem degenerativen Gehirnprozess herrührt. Also ist es nichts weiter als logisch, diesen Vorgang nur als Teilfaktor der Altersdemenz zu betrachten. Damit wird aber der Rückgriff auf Auguste Deters Krankheitsbild unbrauchbar.

Es dürfte keine Überraschung sein, dass jeder alte Mensch in gewisser Weise von diesen Prozessen beeinträchtigt wird. Vergesslichkeiten und Wunderlichkeiten gehören seit jeher zur Beschreibung des hohen Alters, aber nie wurden solche Symptome bei alten Menschen einer gefährlichen Krankheit zugeordnet. Das ist eine sehr moderne Betrachtungsweise, auf die man erst kam, als es – ziemlich plötzlich – sehr viele Hochbetagte gab.

Die Frage ist, wie weit es überhaupt sinnvoll ist, bestimmte Krankheitsbilder bei Demenzsymptomen in Schubladen einzusortieren. Die Meinungen dazu sind in der Fachwelt ziemlich kontrovers.

DAS RÄTSEL DER URSACHEN

Der amerikanische Pharmakonzern Elli Lilly entwickelte ein Präparat, durch das die Bildung von Beta-Amyloid-Plaques bei Menschen mit Diagnose »Alzheimer« erfolgreich reduziert werden konnte. Aber der gewünschte Erfolg stellte sich überraschenderweise nicht ein. Die kognitiven Leistungen der Probanden verschlechterten sich sogar tendenziell. Experten diskutieren, ob daraus womöglich zu folgern sei, dass die Bildung der Plaques nicht aus der Alzheimerkrankheit hervorgehe, sondern ihren Zweck darin habe, ihre Entstehung zu verhindern. Die Alzheimerforscher Förstl und Beyreuther halten jedenfalls fest: »Weder das in Plaques abgelagerte Amyloid noch das in den Neurofibrillenbündeln enthaltene Tau-Protein sind die Ursachen für die Krankheit, sondern jene Prozesse, die zu diesen Ablagerungen führen.«[26]

Sensationelle Befunde

Die Bildung von Plaques und Fibrillen ist sicher zu einem Teil für die Alzheimersymptomatik verantwortlich, weil gewisse Beeinträchtigungen durch sie nicht ausbleiben können, aber offenbar durchaus nicht allein. Einen deutlichen Hinweis darauf gibt zum Beispiel die aufsehenerregende »Nonnenstudie« aus dem Jahr 2001.[27] Es handelt sich um die Auswertung einer Langzeituntersuchung an den Nonnen des kleinen Ordens »Katholische Schwestern von Notre Dame«. Die Ordensfrauen hatten eingewilligt, dass nach ihrem Tod eine Autopsie ihres Gehirns vorgenommen werden durfte. Das Ergebnis schien die bisherigen Annahmen der Alzheimerforschung über den Haufen zu werfen. Hoch verwirrte alte Schwestern wiesen nach ihrem Tod nur wenige der für Alzheimer typischen Gehirnveränderungen auf, während man bei anderen, deren Gehirne sehr deutlich davon betroffen waren, keine Anzeichen von Demenz bei Lebzeiten wahrgenommen hatte. Eine dieser Schwestern hätte sich dem Autopsiebefund nach vor ihrem Tod im Endstadium der Alzheimerdemenz befinden müssen, sie war aber stattdessen geistig völlig präsent. Bei den Tests zur geistigen Leistungsfähigkeit, die sukzessive mit ihr durchgeführt wurden, zeigte die hochintelligente Probandin sogar Fortschritte, je älter sie wurde.

Befunde wie dieser lassen es nicht nur fragwürdig erscheinen, dass Beta-Amyloid-Plaques, Neurofibrillen und Gehirnschrumpfung die einzig sicheren Beweise für Alzheimerdemenz sind, sondern sie weisen darüber hinaus auf das weltanschauliche Hintergrundproblem hin.

2009 machte der Fall eines zehnjährigen deutschen Mädchens Schlagzeilen, bei dem man schon im Kleinkindalter festgestellt hatte, dass nicht nur die rechte Gehirnhälfte völlig fehlte, sondern auch noch Teile des Zwischenhirns. Dieses Mädchen entwickelte sich völlig unauffällig und konnte etwas, das es eigentlich nicht können durfte: mit beiden Augen völlig normal sehen. Wenn die rechte Gehirnhälfte nicht vorhanden ist, sollte eigentlich das linke Gesichtsfeld ausfallen. Das traf bei dieser jungen Dame, die zudem noch als intelligent, witzig und geistreich beschrieben wird, keineswegs zu. Die Entdeckung wurde in der Fachwelt lebhaft diskutiert. Prof. Wolf Singer, lange Jahre Leiter des Max-Planck-Instituts für Hirnforschung in Frankfurt, beschäftigte sich intensiv mit dem Fall, weil ihm so etwas noch nicht begegnet war: »Der Fall, dass beim Menschen eine Hirnhälfte das gesamte Gesichtsfeld repräsentiert, wurde bislang noch nie beschrieben«, stellte Singer fest. Irgendwie »gelangen Informationen in eine Hirnhälfte, die da gar nicht hingehören«. Das sei »ein sensationeller Befund«[28].

Allerdings waren derartige Außergewöhnlichkeiten in der Vergangenheit schon öfter von Pathologen berichtet worden, und besonders auch in den letzten Jahren sorgten immer wieder Medienberichte über Menschen für Aufsehen, die trotz extremer Verluste an Gehirnsubstanz ein ganz normales Leben fast ohne Einschränkungen führten. 2002 war im *Spiegel* von einem siebenjährigen Mädchen aus den Niederlanden zu lesen, das problemlos fließend Türkisch und Holländisch sprach, obwohl es das eigentlich nicht können durfte: Mehrere Jahre zuvor war ihm wegen einer lebensbedrohlichen Erkrankung die linke Gehirnhälfte entfernt worden, in der sich das Sprachzentrum befindet. 2007 wurde bei einem 44-jährigen französischen Mann, der zwar nicht sehr intelligent war, aber ein ganz normales Leben als Vater zweier Kinder und Beamter bei der Steuerbehörde führte, festgestellt, dass der größte Teil seines Gehirns aus Flüssigkeit bestand; nur ca. zehn Prozent der Gehirnmasse waren vorhanden. 2008 kam der Fall des deutschen Psychologiestudenten Philipp Dörr in die Schlagzeilen: Als er elf Jahre alt war, musste ihm wegen einer komplizierten Epilepsie die gesamte rechte Hirnhälfte entfernt werden. Zuerst trat ein, was erwartet worden war: Er litt unter erheblichen linksseitigen Ausfällen. Unter anderem konnte er die linke Seite seines Gesichtsfeldes nicht mehr wahrnehmen. Aber im Lauf der Zeit entwickelten sich mehr und mehr Fähigkeiten zurück, die eigentlich nicht ohne die rechte Gehirnhälfte funktionieren können. Bis auf wenige Einschränkungen führt er mittlerweile ein ganz normales Leben. 2009 wurde aus den USA gemeldet, dass eine 37-jährige Frau ein überwiegend normales (Berufs-)Leben führt, obwohl sie von Geburt an nur eine Hirnhälfte hat.

Geist ist mehr als Gehirn

Wie soll man das alles deuten? In *einer* Schlussfolgerung sind sich die Experten einig: Die »neuronale Plastizität« ist viel größer, als man bisher angenommen hat. Damit ist die Fähigkeit des Gehirns gemeint, sich umzubilden, neue Leitungen und Verbindungen zu schaffen, Kompetenzen zu verlagern und sich zu regenerieren. Eine zweite Schlussfolgerung würde den naturwissenschaftlichen Forschungsrahmen sprengen: dass der Mensch nämlich in seiner personalen Mitte ein Geistwesen ist und dass sein Leib sozusagen die Außenseite dieses Wesens ist. Der wissenschaftliche Mainstream unserer Zeit lehnt eine solche Sichtweise ab und behauptet stattdessen, Geist sei nichts weiter als ein Produkt des Gehirns. Wäre es so, könnte Demenz tatsächlich nur als Gehirnschädigung angesehen werden: je weniger Gehirn, desto weniger Geist. Wenn es aber nicht so ist, dann kann ein Mensch ganz geistesgegenwärtig sein, auch wenn sein Gehirn schweren Schaden erlitten hat. Und das stigmatisierende Wort »Demenz« wäre dann besser durch »Geistesabwesenheit« zu ersetzen. Dann könnte »Altersdemenz« aus zwei Hauptursachen hervorgehen: dass der Geist zwar *gegenwärtig* ist, sich seines Gehirns aber nicht mehr recht bedienen *kann*, weil allzu viel an diesem Instrument kaputtgegangen ist und die Kapazitäten seiner Selbstheilung erschöpft sind. Oder aber der Geist könnte *abwesend* sein, weil er sich seines Gehirns nicht mehr recht bedienen *mag*!

Das vorherrschende naturwissenschaftliche Menschenbild, wonach nicht das Ich ein Gehirn hat, sondern sich das Gehirn ein Ich schafft, ist philosophisch gesehen sehr problematisch. Dieses Bild wird allerdings von führenden Neurowissenschaftlern wie Wolf Singer vertreten. Diese Gelehrten argumentieren, dass es naturwissenschaftlich nicht denkbar sei, einen Geist jenseits des Körpers anzunehmen, der irgendwie, dem Organisten an seinem Instrument vergleichbar, auf das Gehirn einwirke. Solches hatte sich einst der Aufklärungsphilosoph René Descartes (1596–1650) vorgestellt, weswegen man »kartesianischer Dualismus« dazu sagt. Descartes sah aber nicht, dass er einem logischen Trugschluss aufgesessen war. Er verlegte ein Grundprinzip der physikalischen Welt in die geistige Welt: das Prinzip des Kausalzusammenhangs, dass also jede Wirkung aus einer Ursache hervorgehen muss. Würde das auch für die geistige Welt gelten, so wäre diese nichts weiter als eine Variante der physikalischen Welt: Alles funktioniert in einem universalen Mechanismus von Ursache und Wirkung – ein Rädchen greift ins andere. Descartes ist der Fehler nicht vorzuwerfen, denn in seiner Zeit dachte jeder so, auch jeder Philosoph. Erst Immanuel Kant (1724–1804) entlarvte den Trugschluss: Kausalzusammenhänge gelten nur für die physikalische Welt des Raumes und der Zeit. Die Grenze unseres naturwissenschaftlichen Erkennens ist die Grenze von Raum und Zeit. Das bedeutet: Wir können als Menschen nur nacheinander (zeitlich) und nebeneinander (räumlich) erkennen.

Weil unser Denkapparat nun einmal nicht anders kann, sind auch alle unsere Vorstellungen von dem, was nicht in Zeit und Raum ist, zeitlich und räumlich. Wir sprechen von »Ewigkeit« und stellen uns eine unendliche, lange Zeit vor – wir können nicht anders. Und damit sitzen wir ständig neuen Trugschlüssen auf.

Auch das einleuchtende Bild vom Organisten und seinem Instrument, das wir oben gebrauchten, ist zugegebenermaßen ein solcher Trugschluss. Denn wenn es einen Geist gibt, dann würden wir ihn somit auf eine physikalische Ursache reduzieren, weil die Füße und Hände des Organisten genauso physikalisch sind wie die Orgel, auch wenn sie von Geisterhand gespielt zu werden scheint.

Das Geheimnis der Ganzheitlichkeit

Wer spielt auf meinem Gehirn? Ich. Aber wer ist »ich«? Das weiß ich nicht, weil meine Denkfähigkeit es mir nicht erlaubt, es zu wissen. Dennoch sind wir merkwürdigerweise als Menschen dazu innerlich genötigt, uns über das, was wir nicht denken können, Gedanken zu machen: über den Grund und das Ziel aller Dinge, über das, was Raum und Zeit umschließt, über die Ewigkeit – und über unser eigenes Wesen, unser Ich. Wir können darüber nichts wissen, aber jeder Mensch ist innerlich dazu gezwungen, etwas darüber zu *glauben*! Und so können und dürfen wir *glauben*, dass es einen Geist gibt und dass dieser in irgendeinem Verhältnis zu unserem Gehirn steht. Aber wir können niemals naturwissenschaftlich gültige Aussagen darüber machen, *wie* das geschieht.

Auch die folgenden Ansichten sind reine Glaubensaussagen: die Behauptung, dass ein Geist – das »Ich« – sich irgendwie seines Gehirns bediene, ebenso wie die Behauptung, es sei umgekehrt: das Gehirn generiere in sich selbst die Vorstellung dieses »Ich« – ich bin mein Gehirn, mein Gehirn denkt mich. Nochmals: Ohne Glauben geht es nicht!

Neurowissenschaftler wie Wolf Singer sind genauso im kartesianischen Dualismus verhaftet wie die scheinbare Gegenfront der Dualisten, die aus dem Geist eine Sonderform der physikalischen Kraft machen, wie zum Beispiel der Gehirnforscher John Eccles (1903–1997) und sein philosophischer Mitstreiter Karl Popper (1902–1994). Allerdings behaupten jene Neurowissenschaftler etwas unter dem Anspruch ganz exakter Wissenschaftlichkeit, das kein Mensch denken kann. Konkret heißt das: Ich kann nicht denken, dass ich gar nicht denke, sondern nur von meinem Gehirn gedacht *werde*. Das ist vollkommen absurd! In dieser Hinsicht hatte Descartes völlig recht, wenn er im Blick auf das Einzige, worüber der Mensch völlige Gewissheit haben kann, sagte: »Ich denke, also bin ich.« Das wissen wir alle, auch wenn wir es nicht begründen können.

Eine Grundtatsache menschlichen Erkennens, die seit Jahrtausenden von den größten Denkern immer neu durchbuchstabiert wurde, lautet: Wir nehmen als Menschen einen Grund unseres Ichbewusstseins an, der naturwissenschaftlich nicht zugänglich ist. Kein Mensch kann das innere Wesen seiner selbst oder eines anderen Menschen ergründen und erklären. Er kann es nur wahrnehmen – und glauben. Das Ich können wir so wenig beweisen wie Gott und die Ewigkeit, und das aus einem einfachen Grund: Uns stehen die Mittel dazu nicht zur Verfügung. Dieses unbeweisbare Wesen hat die Menschheit seit jeher »Geist« genannt. Wir tun gut daran, wenn wir dabei bleiben.

Wenden wir diese weltanschaulichen Überlegungen auf das Problem der »Altersdemenz« an, folgt daraus:

- Die Gehirnschäden sind ganz sicher die eine Seite des Problems, aber wir dürfen davon ausgehen, dass es noch eine andere, mentale Seite gibt, die naturwissenschaftlich nicht greifbar ist. Sie kann aber psychologisch wahrgenommen und im Dialog mit der betroffenen Person betrachtet und bearbeitet werden. Dabei geht es jedoch nicht darum, den Betroffenen zu analysieren und zu erklären, sondern sich in ihn einzufühlen und ihn zu verstehen.
- Die große Fähigkeit des Gehirns, sich selbst zu heilen, ist auch bei alten Menschen anzunehmen. Andererseits wird sie auch, wie alle Regeneration des Körpers, durch das Alter begrenzt. Von daher erscheint es plausibel, bei der gehirnorganischen Komponente der Alzheimerdemenz tatsächlich davon auszugehen, dass es sich um einen Vorgang des Alterns handelt, der irreversibel ist.
- Alles scheint darauf hinzudeuten, dass Altersdemenz meist aus einem komplexen Zusammenwirken körperlicher, mentaler und

sozialer Ursachen entsteht. Die mentale Reaktion auf die Erfahrung, dass die physische und soziale Funktionalität abnehmen, ist eine Entstehungsvariante, die wahrscheinlich häufig vorliegt: Menschen ziehen sich innerlich zurück.

Am besten wird man der Frage nach den Ursachen wohl gerecht, wenn man Altersdemenz als ein ganzheitliches, psychosomatisches Phänomen betrachtet. Aber was versteht man unter »Ganzheitlichkeit«? Wir meinen damit eben das, was wir oben diskutiert haben: dass etwas eins ist, das wir nur getrennt denken können. Vielleicht nähern wir uns dem Ganzen am besten dadurch an, wenn wir uns nicht vorstellen, der Geist wirke irgendwie auf das Gehirn ein, sondern dass der ganze Leib sein Ausdruck ist, gewissermaßen sein authentisches Abbild. Dann sind Geist und Leib nicht, wie im Dualismus, zweierlei. Der Leib wäre dann sozusagen die materielle Repräsentanz des Geistes, so wie im Lichtschein das Licht selbst gegenwärtig ist. Aber auch das können wir nur in Bildern versuchen zu erklären und es glauben, ohne es zu wissen. Wir können nur in Teilen denken – alles Ganze bleibt Geheimnis.

Wenn wir das Phänomen der Altersdemenz ganzheitlich betrachten, dann müssen wir nicht die einen möglichen Entstehungsfaktoren gegen die anderen ausspielen. Und dann können wir psychosoziale, spirituelle Faktoren und solche des Lebensstils genauso ernst nehmen wie die gehirnorganischen. Das wiederum legt die Vermutung nahe, dass es doch gewisse Möglichkeiten der Vorbeugung gibt.

VORBEUGENDE MASSNAHMEN

Nur wenige Menschen scheinen schon von Geburt an darauf festgelegt zu sein, später Alzheimer zu bekommen: Der genetische Risikofaktor ist gering. Darum müsste man eigentlich gut vorbeugen können, wenn man wüsste, woher genau die Krankheit kommt. Aber das weiß man eben leider noch viel zu wenig. Deshalb kann man auch über die Risikofaktoren und Präventionsmaßnahmen nichts Umfassendes, aber doch bereits einiges sagen. Werden die folgenden Risiko- und Präventionsfaktoren rechtzeitig berücksichtigt, scheint die Chance ziemlich groß zu sein, gar nicht oder erst sehr spät desorientiert zu werden.

Die Risikofaktoren

Wir könnten jetzt versuchen, die Risikofaktoren für vaskuläre Demenz und für Alzheimerdemenz voneinander zu trennen. Das hätte aber wenig Sinn. Denn zum einen gehören Blutgefäßschädigungen in aller Regel auch zum Bild der Alzheimerdemenz, und beide Demenztypen treten sehr häufig zusammen auf. Zum anderen handelt es sich in beiden Fällen um dieselben Risikofaktoren und Maßnahmen zur Vorbeugung.

Ein Risikofaktor für vaskuläre Demenz ist zum Beispiel ein hoher Cholesterinspiegel. Die gegen Alzheimer hilfreiche Ernährungs- und Fitnessprävention senkt ihn. Auch die Wahrscheinlichkeit von Depressionen, die Alzheimer begünstigen, wird dadurch herabgesetzt. So greift eins ins andere. Generell kann man sagen, dass alle Risikofaktoren für Herz-Kreislauf-Erkrankungen gleichzeitig Risikofaktoren für vaskuläre Demenz sind. Neben dem Cholesterinspiegel gehören dazu Bluthochdruck, Diabetes, Bewegungsmangel, Übergewichtigkeit, Rauchen, ungesunde Ernährung, übermäßiger Alkoholkonsum und weitere spezifische Herz-Kreislauf-Probleme wie Herzinsuffizienz und dergleichen. Die meisten dieser Gefahren werden von den Fachleuten auch als Risikofaktoren für Alzheimer genannt.

Die Entstehung von Alzheimerdemenz kann zudem noch durch folgende Probleme gefördert werden:

- chronischer Stress, insbesondere durch die eigene Pflege desorientierter alter Menschen,
- niedriges Bildungsniveau,
- passiver Lebensstil,
- geringe geistige Aktivität und
- Depression.

Präventiver Lebensstil

Nach dem Stand der Forschung kann man einige beeinflussbare Punkte nennen, durch welche die Wahrscheinlichkeit, an Altersdemenz zu erkranken, herabgesetzt wird:

Präventive Maßnahmen gegen Alzheimerdemenz

Gesunde Ernährung	Maßvoller Gebrauch von Genussmitteln und Alkohol; kein Nikotin Mediterrane Küche, Vitamin-B-haltige Kost, Obst- und Gemüsesäfte, Mineralstoffe
Körperliche Fitness	Regelmäßiger Sport vom fünften Lebensjahrzehnt an Ausdauersportarten (Laufen, Wandern, Walking, Schwimmen, Radfahren) Körperliche Arbeit; Fußwege statt bequemer Beförderungsmittel
Rechtzeitige Therapien	Psychotherapie bei Depressionen im mittleren Alter Frühzeitige Maßnahmen gegen Diabetes mellitus Systematisches Abnehmen bei Übergewichtigkeit Stressreduktion bei überhöhten Belastungen im mittleren Alter
Geistige Fitness	Hohes Bildungsniveau Erfüllende Berufstätigkeit Kulturelle Aufgeschlossenheit Aktiver Lebensstil; geistig anregende Hobbys usw. Neugierde und Interesse pflegen Gedächtnistraining: z. B. Fremdsprachen lernen, Musizieren Gespräche führen
Soziale Einbindung	Beziehungen pflegen, neue Kontakte aufnehmen Teilnahme an Veranstaltungen, VHS-Kursen usw. Teilnahme am kirchlichen Leben, Vereinstätigkeit Ehrenamtliche Tätigkeit
Psychohygiene	Gelingende Konflikt- und Krisenbewältigung Emotionale Selbstwahrnehmung und Selbstachtung Selbstfindung und Sinnfindung Gesunde Gottesbeziehung

Dass die Pflege dieser Bereiche nachhaltig die Gesundheit fördert, ist leicht einzusehen und ganz unabhängig von der Alzheimerprophylaxe. Dass dies alles speziell in der Alzheimerliteratur genannt wird, darf als weiterer Hinweis gesehen werden, wie eng allgemeine degenerative Prozesse im Alter und Altersdemenz zusammenhängen. Mit anderen Worten: Wer gesund und ausgeglichen lebt, schafft dadurch nicht nur die Voraussetzungen für ein beschwerdearmes Altern und langes Leben, sondern er schützt sich dadurch automatisch auch, so gut es geht, gegen die Gefahr der schleichenden Demenz.

Wie wir im ersten Kapitel schon sahen, tragen einige dieser Faktoren eine »Mitschuld« daran, dass die Menschen heute überhaupt so richtig alt werden. Eine Untersuchung in den 1990er-Jahren hat den Zusammenhang von Lebensstil und hoher Lebenserwartung bestätigt und differenziert.[29] Bei Menschen, die gesund überdurchschnittlich alt werden, gilt:

- Sie zeigen ein hohes Maß an Selbstachtung, was nicht zuletzt beinhaltet, dass sie ihr Alter annehmen.
- Sie sind gern für andere da, fühlen mit und nehmen sich selbst nicht zu wichtig.
- Sie achten auf ihre Gesundheit und leben deshalb vernünftig. Das hat natürlich auch etwas mit Selbstachtung zu tun.
- Sie leben zukunftsorientiert und setzen dementsprechend ihre Prioritäten.
- Sie können vertrauen und treu sein, was beinhaltet: Sie lassen sich auf tiefer gehende, langfristig stabile Beziehungen ein.
- Sie haben Freude an Geselligkeit, können aber auch allein sein.
- Sie denken über den Sinn des Lebens nach.

Ungefähr zur selben Zeit kam die 20-jährige Studie des Heidelberger Medizinsoziologen Dr. Ronald Grossarth-Maticek über die Ursachen chronischer Erkrankungen mit 30 000 Probanden zum Abschluss.[30] Bei dieser großen Langzeituntersuchung wurden 15 Faktoren festgestellt, die dafür ausschlaggebend sind, ob ein Mensch eine hohe Lebenserwartung bei guter Gesundheit hat. Einige seien genannt: Ein gesunder, aktiver und selbstfürsorglicher Lebensstil mit gesunder Ernährung und regelmäßiger Bewegung, genügend Schlaf und Erholung, soziale Integration, eine lebensbejahende Grundeinstellung und vor allem eine positive, von Vertrauen statt von Angst bestimmte Gottesbeziehung. Der letztgenannte Faktor überragte die anderen sogar bei Weitem. Daraus könnte man schlussfolgern: Werden die spirituellen Bedürfnisse erfüllt, dann kann eine ganz wesentliche Präventivkraft gegen destruktive Störungen im Alterungsprozess entstehen.

Auf den Nenner gebracht bedeutet das nach Ansicht der Gerontologen: Die Pflege körperlicher und geistiger Fitness sowie eine gute und aktive soziale Vernetzung haben die höchste prophylaktische Bedeutung gegen Altersdemenz. Das ist aber noch zu ergänzen um die Bedeutung der Sinnfindung. Grossarth-Maticeks Untersuchungsergebnis ist nur eines von mittlerweile vielen, die gezeigt haben, dass es einen signifikanten Zusammenhang von Sinnfindung, religiöser Verankerung und nachhaltiger Gesundheit gibt.

Prävention durch Früherkennung?

Haben wir alles hierzu gesagt? Die Verfechter der Anschauung, Alzheimer sei eine klar vom normalen Alterungsprozess abzugrenzende Erkrankung, würden an dieser Stelle Einspruch erheben: »Am wichtigsten ist [...] eine frühzeitige Diagnose, damit Alzheimer-Patienten nach dem modernen Stand der Wissenschaft behandelt werden können. Denn je früher eine Therapie beginnt, umso besser sind auch die Erfolge.«[31] So schreiben die österreichischen Demenzexperten Gatterer und Croy. Diese Aussage scheint mir aber aus drei Gründen problematisch zu sein:

- Es wäre schön, wenn es eindeutige, frühzeitige Diagnosen gäbe. Aber einige wesentliche Punkte lassen das eher als einen Traum erscheinen. Dazu zählen die Unklarheit über die Ursachen der Alzheimerdemenz, die Komplexität ihrer Bestandteile, die kaum mögliche klare Abgrenzung vom normalen Alterungsprozess sowie die schwierige und aufwendige genaue diagnostische Abklärung der Symptome, denen man die deutlichsten Hinweise auf das Krankheitsbild »Alzheimer« zuschreibt.
- Am Postulat der (allzu) »frühzeitigen Diagnostik« hängt die bedenkliche Nebenwirkung des »gläsernen Patienten«, der wohl

oder übel auf die diagnostizierte »tickende Zeitbombe« in ihm festgelegt wird. Allzu leicht und allzu schnell kann so aus einem lebensfrohen, aktiven, körperlich und geistig fitten und sozial integrierten gesunden Menschen ein »Kranker« werden, den Angst und Sorge beherrschen. Was aber ist, wenn die Diagnose – wie so häufig – falsch ist? Wenn der Krankheitskeim gar nicht zum Ausbruch kommt? Auch im gesündesten Menschen schlummern lebensbedrohliche Gefahren. Wer weiß schon, welche Viren er sich zugezogen hat? Sollten wir wirklich das alles »frühzeitig erkennen« wollen? Das ist ein Fass ohne Boden. Die Tatsache, dass jeder von uns sterben muss, ist nichts anderes als die Folge solcher schlummernden Saboteure. Irgendeiner von ihnen wird uns den Rest geben, damit wir, wenn unsere Zeit gekommen ist, aus diesem Leben abtreten. Was ist besser und gesünder: den Grund »frühzeitig erkannt« oder bis zum Ende fröhlich – und gesund! – gelebt zu haben?

- Wir wollen nicht das Kind mit dem Bade ausschütten: Wenn etwas rechtzeitig erkannt und geheilt oder auch nur erheblich gelindert werden kann, dann soll es, bitteschön, geschehen! Aber das ist ja eben bei Altersdemenzen durchaus *nicht* der Fall. Der Krankheitsverlauf kann durch medizinische Behandlungen noch immer kaum verzögert werden. Alle anderen Maßnahmen der Therapie, Begleitung, Organisation und Pflege sind viel weniger Angelegenheiten der spezifischen Demenzbehandlung, sondern sie sind generell notwendig, um verantwortlich mit dem Alterungsprozess umzugehen. Es gilt, dafür gerüstet zu sein, dass die Kräfte schwinden, auch die geistigen, und es gilt, dann in guten Händen zu sein – nicht abgeschoben und ruhiggestellt, nicht mit Medikamenten abgefüllt und zu Tode behandelt, sondern liebevoll, sorgsam und professionell begleitet, beschützt und unterstützt.

So sehr das Bemühen der Fachwelt um die Ursachenforschung und die klare Abgrenzung der Krankheitsbilder von Altersdemenz einerseits zu würdigen ist, so deutlich ist auch, dass die Resultate dieses Bemühens nicht hinreichen, um desorientierte alte Menschen angemessen zu behandeln, zu pflegen und zu begleiten. Richtig schlimm wird es, wenn sogar das Gegenteil dabei herauskommt. Jedenfalls ist es hochambivalent, die Desorientierungsphänomene in pathologische Schubladen einzusortieren.

ZUSAMMENFASSUNG

- Das **Wort Demenz ist tendenziös**. Es bedeutet »ohne Geist« und legt ein negatives Urteil über eine Gesamtperson nahe. Aber kein Mensch *ist* seine Krankheit.
- Es gibt **verschiedene Formen der Demenz**, die teilweise auch junge Menschen betreffen, aber die »Altersdemenzen« bilden den weitaus größten Teil. Zwei Hauptformen werden unterschieden: die **vaskuläre Demenz**, die aus Blutgefäßschädigungen des Gehirns hervorgeht, und die **Alzheimerdemenz**. Letztere ist zu einem Problem mit epidemischem Ausmaß geworden, das in den kommenden Jahrzehnten noch sehr ansteigen wird.
- »Demenz« im Alter ist ein **komplexes Phänomen**. Wenn man auch den degenerativen Verlauf, in dessen fortgeschrittenem Stadium weite Teile des Gehirns abgestorben sind, gut kennt, so sind seine Ursachen trotz intensiver Bemühungen bis heute nicht geklärt.
- Das **Krankheitsbild »Alzheimer«** ist bereits seit seiner Entdeckung durch den Arzt Alois Alzheimer **problematisch**. Es wird kaum sinnvoll sein, es auf die Dauer aufrechtzuerhalten. Die gehirnorganischen Hauptkennzeichen der Alzheimerdemenz – Eiweißablagerungen und Nervenverknäulungen – kommen auch bei völlig vitalen alten Menschen vor. Obwohl immer mehr dagegen spricht, werden diese Symptome immer noch als die Hauptkriterien der Diagnose »Alzheimerdemenz« angesehen. Offensichtlich liegt es aber im Spektrum der mentalen Fähigkeiten des Menschen, intellektuelle Leistungen in erstaunlich hohem Maß auch bei erheblichen gehirnorganischen Degenerationserscheinungen und Ausfällen zu vollbringen. Eine besondere Bedeutung hat dabei die als **neuronale Plastizität** bezeichnete kreative Selbstheilungskraft des Gehirns.

- Die Einschätzung unserer mentalen Fähigkeiten hängt mit dem **Menschenbild** zusammen. Die heute gängige, rein naturwissenschaftliche Betrachtungsweise lässt für die Existenz eines von der Gehirnleistung unabhängigen Geistes keinen Raum. Es drängt sich aber mehr und mehr die Einsicht auf, dass man das Phänomen der Altersdemenz **ganzheitlich** betrachten muss, um ihm gerecht zu werden. Das bedeutet, die Dimension des Geistes in die Erklärung einzubeziehen, ohne Geist und Gehirn gegeneinander auszuspielen.
- Wenn wir davon ausgehen, dass Verantwortung und Freiheit des menschlichen Geistes nicht in den Gehirnfunktionen aufgehen, erscheinen auch die **Möglichkeiten der Prävention** in einem anderen Licht. Fragen des **Lebensstils**, der **Sinnfindung** und der **Spiritualität** erhalten einen anderen Stellenwert.

4. DAS PROBLEM MIT DEN SCHUBLADEN

Wenn die Symptomatik schon das fortgeschrittene Stadium erreicht hat, ist es das geringere Problem festzustellen, um welche Art von Demenz es sich jeweils handelt. Viel bedenklicher ist, dass die Diagnose »Demenz« in sehr vielen Fällen einfach falsch ist. Eine große Untersuchung von österreichischen und deutschen Forschern mit 2 000 Personen im Alter zwischen 75 und 90 Jahren über einen Zeitraum von drei Jahren brachte zutage, dass es sich bei einem Viertel der von Hausärzten als altersdement eingestuften Patienten um eine Fehldiagnose handelte.[32] Eine kleinere amerikanische Studie führte zu einem ähnlichen Ergebnis.[33]

Wie leicht wird »Alzheimer« diagnostiziert, und wie oft trifft die Diagnose nicht zu? Selbst bei Vorzeigebeispielen der Alzheimerdemenz aus dem öffentlichen Leben sind offenbar erhebliche Zweifel angebracht, ob ihr Problem nicht ein ganz anderes war oder ist: Der »alzheimerkranke« Rhetorikprofessor Walter Jens leidet den Aussagen seines Sohnes zufolge an chronischer, massiver Abhängigkeit von Psychopharmaka, die bekannterweise zu Demenzsymptomen führen können. Die Schauspielerin Rita Hayworth, von der behauptet wird, sie habe Alzheimer gehabt, war offenbar Alkoholikerin – Demenzsymptome gehören, wie man weiß, zum Erscheinungsbild des fortgeschrittenen Alkoholismus. Dennoch war der Fall »Hayworth« der große Auslöser dafür, dass die Öffentlichkeit sich seit den 1970er-Jahren mit der Alzheimerdemenz beschäftigte.

Ein bedrückendes Beispiel

Fast wäre es schiefgegangen! Es fehlte nicht viel und eine rüstige alte Dame, die allenfalls etwas eigen und misstrauisch Fremden gegenüber war, hätte wegen einer ärztlichen Fehlentscheidung den Stempel »Alzheimer« bekommen. Ich (Heidrun Mildner) war dabei und möchte von dem Fall berichten.

Es ist Freitagnachmittag und ich bin mit einem Kollegen in der Psychiatrie verabredet. Ich bin einige Minuten zu früh und warte vor der geschlossenen Abteilung. Da steht sie, eine alte Frau mit Mantel und kleinem Rucksack; einer Rucksackhandtasche, die es erlaubt, beide Hände frei zu haben.

Ich beobachte sie. Ihre Gesichtszüge sind verspannt. Das lässt auf keine gute Laune schließen, eher auf Angriffsstimmung. »Mit dieser Frau ins Gespräch zu kommen, das wäre eine Herausforderung für mich«, geht es mir durch den Kopf. »Was geht in ihr vor? Ist sie immer so oder bewegt sie gerade etwas ganz Spezielles?« Mein Kollege kommt und spricht mich leise an. Genau um diese alte Dame soll ich mich jetzt kümmern.

Sie steht und wartet angespannt, weil man versucht, einen Fahrdienst zu arrangieren. Das scheint schwierig zu sein. Der sozialpsychiatrische Dienst ist nicht mehr zu erreichen. Warum lange suchen? Ich biete an, die Fahrt zu übernehmen, zusammen mit dem Kollegen. Die alte Dame ist einverstanden, aber sie vergewissert sich mehrfach, dass ich sie auch wirklich nach Hause bringe. Daran besteht kein Zweifel.

Kaum sitzen wir im Auto, macht sie ihrem Ärger Luft. Sie ist wütend und empört: »Das ist mir ja noch nie passiert! So was habe ich noch nicht erlebt!« Ein paar Tage zuvor war sie unterwegs gestürzt und man hatte sie vorsichtshalber zur Beobachtung ins Krankenhaus gebracht. Es stellte sich schnell heraus, dass sie entlassen werden konnte. Doch wohin entlässt man eine über 80-Jährige, die keine Antwort gibt, wenn man sie nach ihren Familienverhältnissen und ihrer Wohnsituation fragt? Sie verrät uns den Grund ihres Schweigens: »Muss ich denn jemandem, den ich in meinem Leben noch nie gesehen habe, über meine Familiensituation Auskunft geben?«

Sie bittet uns, beim Supermarkt anzuhalten. Seit drei Tagen ist sie nicht zu Hause gewesen. Im Nu hat sie das Nötigste eingekauft. So reicht es für das Wochenende. Dann dirigiert sie mich sicher durch eine Gegend, die mir fremd ist, zu ihrer Wohnung. Dort ist alles an seinem Platz, ordentlich und sauber. Sie lädt uns ein, Platz zu nehmen und etwas zu trinken. »Das muss ich erst einmal verkraften, was mir passiert ist. So etwas habe ich ja noch nie erlebt!« Sie kann es immer noch nicht fassen.

Weil sie die Antwort auf die Frage nach ihren Lebensverhältnissen verweigerte, wurde sie vorsichtshalber in die geschlossene psychiatrische Abteilung gesteckt – wegen starken Demenzverdachts! Sie war völlig überrumpelt. Zuerst musste sie überhaupt einmal begreifen, was da mit ihr gemacht wurde. Da kamen alte traumatische Erinnerungen hoch und mit ihnen die Angst: In der Nazizeit hatte sie erlebt, wie das ist, wenn man grundlos und wehrlos eingesperrt und entmündigt wird. Und nun musste sie alle Energie und allen Mut zusammennehmen, um dagegen zu protestieren.

Was wäre wohl geschehen, wenn sie verängstigt und verwirrt darauf reagiert hätte? Wenn sie vor lauter Panik die Orientierung tatsächlich verloren hätte?

KRANKHEIT ODER EINSCHRÄNKUNG?

Welchen Sinn hat die Feststellung, ob eine Krankheit vorliegt und welchen Namen sie hat? Diagnostik ist kein Selbstzweck. Der Sinn jeder Diagnostik liegt in den therapeutischen Maßnahmen, die daraus abgeleitet werden können.

Eine Physiotherapeutin erzählte mir (Hans-Arved Willberg) von ihrer Lieblingspatientin, einer jungen Frau mit Downsyndrom. Die Therapeutin war tief beeindruckt von dem unbekümmerten Selbstbewusstsein dieser Patientin, die sich ihres Selbstwerts bewusst war und nicht daran zweifelte, ganz normal zu sein. Ihre Mutter, die sie begleitete, begegnete ihr mit deutlich spürbarer Liebe und Wertschätzung. Das Thema der beiden Frauen war nicht das Downsyndrom, sondern das erfüllte Leben innerhalb der gegebenen Grenzen. Es war eine Behinderung, ja, im Sinne von Einschränkung. Aber Krankheit? Nein. Die Diagnose »Downsyndrom« war wichtig, um die Behinderung zu erkennen und angemessen damit umgehen zu können. Aber nicht darüber hinaus.

Die Diagnose »Downsyndrom« ist klar ein- und abzugrenzen; die genetische Abweichung ist evident. Anders ist es bei den Altersdemenzen. Ihre Entstehung ist komplex, und sie wird auch von den besten Experten noch nicht wirklich durchschaut. Und vor allem gibt es offenbar einen fließenden Übergang zwischen dem »normalen« und dem »kranken« Alterungsprozess.

Selbst Koryphäen der Demenzforschung zweifeln immer stärker daran, dass der »normale« vom »kranken« Alterungsprozess überhaupt klar zu unterscheiden sei. Alzheimer, so behauptete der Demenzforscher Prof. Konrad Beyreuther schon vor zehn Jahren, bekomme jeder, vorausgesetzt, dass er lange genug dazu lebe. Das heißt: Die Alzheimerkrankheit ist eine Alterserscheinung, die bei manchen früher und bei manchen später auftritt oder auftreten würde, wenn die Person nicht schon gestorben wäre.

Prof. Hans Förstl aus München, wie Beyreuther eine der treibenden Kräfte in der Demenzforschung, sagte fünf Jahre danach in einem Interview mit der *Zeit* über die Alzheimerdemenz: »Inzwischen bezweifle ich, dass wir es überhaupt mit einer richtigen Krankheit zu tun haben.«[34] 2011 bestätigte er in einem Interview mit *Psychologie heute* erneut seine Sicht der Dinge: »Ich meine, dass wir es uns nicht mehr leisten können zu sagen, hier sind die Gesunden und dort die Demenzkranken. Es gibt da keine harte Grenze. So wie die Sache heute aussieht, steht uns – vorausgesetzt wir leben lange – die Demenz bevor.«[35] Felicia Huppert, Professorin für Psychologie an der Universität Cambrigde, folgert aus dem Resultat vieler Untersuchungen, dass die Abgrenzung zwischen normalem und krankem Alterungsprozess generell problematisch sei. Sie geht von einem fließenden Übergang aus. Der amerikanische Neurologieprofessor Peter J. Whitehouse erregte mit seinem Buch *Mythos Alzheimer*[36] Aufsehen. Dieses Werk schrieb er, nachdem er jahrzehntelang in vorderster Front als Demenzforscher tätig gewesen war. Er hat sich gänzlich davon verabschiedet, die Alzheimerkrankheit vom normalen Alterungsprozess abzugrenzen, um das Phänomen in eine Krankheitsschublade zu stecken, in der irrigen Meinung, es sei dadurch kontrollierbar. Das Problem sei wesentlich durch gesellschaftliche Ursachen mitbedingt und müsse unbedingt ganzheitlich angegangen werden.

Die »leichte kognitive Beeinträchtigung« (LKB)

Wir haben schon darauf hingewiesen, dass die Diagnose »Alzheimer« im fortgeschrittenen Stadium nur schwer eindeutig zu stellen ist. Um völlige Sicherheit zu erhalten, müsse man der Expertenmeinung nach den Tod des Patienten abwarten, da sich der Beweis erst posthum durch Autopsie erbringen lasse. Befunde wie die »Nonnenstudie« stellen aber auch das infrage. Doch nicht nur im fortgeschrittenen Stadium ist die Diagnose »Alzheimer« schwierig, sondern auch in der Anfangsphase. Denn dort durchläuft sie das Störungsbild der »leichten kognitiven Beeinträchtigung« (LKB), unter der ca. 20 Prozent der über 65-Jährigen mehr oder weniger leiden und zu der man guten Mutes auch ganz einfach »Altersvergesslichkeit« sagen darf. Die »Patienten« haben gewisse Probleme mit dem Kurzzeitgedächtnis und mit der Konzentration. Sie können aber die Alltagsroutine ungehindert bewältigen. Bei der Hälfte der Betroffenen weitet sich die LKB zur fortgeschrittenen Alzheimersymptomatik aus: Sie ist der Anfang vom Ende. Darum gibt es Fachleute, die das Störungsbild der leichten kognitiven Beeinträchtigung als »Prädemenz-Phase« bezeichnen. Bei der anderen Hälfte verschlimmert sich die Symptomatik durchaus nicht. Es versteht sich jedoch von selbst, dass dieser Gedanke für Betroffene nicht unbedingt beruhigend ist, zumal angeblich sogar 40 Prozent der über 65-Jährigen Gedächtnisprobleme bei sich feststellen. Somit dürfte also angenommen werden, dass von den 40 Prozent der Menschen über 65 mit Vergesslichkeiten die eine Hälfte mental kerngesund ist und die andere Hälfte an LKB krankt, wobei wiederum bei der Hälfte dieser Hälfte die Weiche bereits auf das Todesgleis der Demenz gestellt ist. Wer will eigentlich feststellen, wo die Grenzen sind? Die Symptomatik ist ja bei allen fast identisch. Sind alle diese Menschen »prädement«?

Im Mai 2011 jagte sich der als Playboy bekannt gewordene 78-jährige Gunter Sachs eine Kugel durch den Kopf, weil er Alzheimer hatte. So berichteten plakativ die Medien. In Wirklichkeit war Sachs bei guter geistiger Gesundheit. Ihm war nur aufgefallen, dass sich seine Vergesslichkeiten und Wortfindungsstörungen häuften. Das veranlasste ihn dazu, Bücher über Demenz zu lesen. Daraus schloss er, Alzheimer zu haben. In seinem Abschiedsbrief schrieb er, dass sich die Krankheit bislang noch »in keiner Weise durch ein Fehlen oder einen Rückgang meines logischen Denkens« bemerkbar gemacht habe. Die »Alzheimersymptome« würden aber »schon jetzt zu gelegentlichen Verzögerungen in Konversationen«[37] führen. Da gab sich einer selbst den Stempel und darum auch die Kugel. Wie viele ähnliche Fälle mag es bereits gegeben haben, von denen nie jemand etwas erfuhr? Wie viel Verzweiflung wegen der Diagnose

Demenz? Wie oft wird wohl das Problem durch die Diagnose erheblich gesteigert? »Du bist festgelegt. Du hast keine Chance. Du hast Alzheimer! Du bist dement!« – ist das nicht schon fast ein Todesurteil?

Dass die Diagnose »leichte kognitive Beeinträchtigung« überhaupt erfunden wurde, ist kennzeichnend für unser krankheitsfokussiertes Gesundheitssystem. Eine neue pathologische Schublade wurde aufgemacht, die groß ist und in die viel hineinpasst! Nicht nur werden dadurch weitaus mehr Menschen als bisher der »Krankheit Demenz« zugeordnet, sondern es kommt dadurch auch »vor allem zu erheblichen diagnostischen Schwierigkeiten«, wie Prof. Förstl zu bedenken gibt. »Es ist vergleichsweise einfach, Patienten mit schwer ausgeprägten Demenzformen zu identifizieren und differenzialdiagnostisch zuzuordnen. Die diagnostische und vor allem prognostische Festlegung bei Patienten mit leichten kognitiven Störungen fällt weit schwerer.«[38] Tatsächlich gibt es Forscher, die den ganzen Prozess des Alterns als Krankheit ansehen, weil sie gesundheitliche Einschränkung und Krankheit gleichsetzen. Von dorther liegt es nahe, die graduelle Verstärkung der »LKB« allzu rasch mit dem pathologischen Stempel »Demenz« zu versehen.

Die Gretchenfrage: Ist Altern eine Krankheit?

»Ich bin der tiefen Überzeugung, dass Demenz heute noch ein natürlicher Teil des Alterns ist«, sagte Förstl 2007 in einem *Stern*-Interview. »Sie finden im Prinzip bei jedem alternden Menschen die typischen Alzheimer-Plaques und Neurofibrillen im Gehirn. Je größer deren Anzahl, desto wahrscheinlicher ist eine Demenzerkrankung.«[39] Später bekräftigte Förstl seine Skepsis gegenüber der traditionell klaren Abgrenzung zwischen gesundem und krankem Alterungsprozess in *Psychologie heute*: »Die zugrunde liegenden Hirnveränderungen verschonen nur ganz wenige Menschen. Wir müssen uns im Klaren darüber sein, dass prinzipiell jedem Menschen die Demenz bevorstehen kann.«[40] Das ist konsequent argumentiert, denn in der medizinischen Forschung wird die Ursache der Alzheimerdemenz bis heute noch fast ausschließlich damit erklärt, dass die Zellsubstanz des Gehirns allmählich zerstört wird. Was bedeuten diese Aussagen?

- Zum einen resultieren sie aus der Erkenntnis, dass eine Vielzahl von Plaques und Neurofibrillen zum völlig normalen Erscheinungsbild alter Gehirne gehört. Wenn wir diesem führenden Fachmann auf dem Gebiet der Demenzforschung glauben wollen, können wir also nochmals festhalten: Diese degenerativen Symptome im Gehirn sind *keine* sicheren Zeichen für einen abnormalen, krankhaften Prozess.
- Zum anderen resultieren sie aus der Erkenntnis, dass sich die *Symptome* der Altersdemenz irgendwann mehr oder weniger bei jedem Menschen bemerkbar machen. Wohl gemerkt: die Symptome, nicht die Ursachen! Das muss gut unterschieden werden. Denn jede Krankheitsschublade ist nur dann gerechtfertigt, wenn die Symptomatik in einen überzeugenden Zusammenhang zu gewissen Ursachen gebracht werden kann. Sonst kommt man nicht über Vermutungen hinaus und muss differenzialdiagnostisch vorsichtig sein: Die Symptome sind feststellbar, aber was steckt dahinter? Solange das nicht klar ist, kann auch keine klare Diagnose gestellt werden.

Damit hat Förstl die Gretchenfrage an die gesamte Demenzforschung in den Raum gestellt. Sie lautet: Wollt ihr den gesamten mentalen Alterungsprozess als Krankheit mit dem Namen »Demenz« bezeichnen, oder wollt ihr auf diesen pauschalen Stempel besser verzichten? Dahinter steckt die Grundsatzfrage: Wollt ihr das Altern an sich als Krankheit bezeichnen, oder wollt ihr es besser als eine ganz normale, natürliche Entwicklungsphase betrachten? Wer setzt eigentlich die Norm für Normalität? Ist es etwa normal und gesund, wie sich unzählige scheinbar normale und gesunde Erwachsene in der mittleren Lebensphase verhalten, wenn sie sich wie verrückt Werten versklaven, die keine sind? Müssten dann nicht auch Pubertierende als hochgradig psychisch gestört und Babys als extrem dement bezeichnet werden?

Es scheint nichts anderes übrig zu bleiben, als den Krankheitsbegriff »Demenz« auf den gesamten mentalen Alterungsprozess auszudehnen, wenn man bei seiner herkömmlichen Definition bleibt. Demnach gibt es bei den meisten Altersdemenzen, nämlich denen vom Typ »Alzheimer«, eine zwingende Kausalverbindung zwischen der sukzessiven Vermehrung von Plaques und Neurofibrillen im Gehirn und wachsender Demenz. Es scheint aber sehr fraglich, ob das zutrifft. Das Einzige, was mit Sicherheit festgestellt wurde, ist die Parallelität der Symptome: Es stimmt nämlich beides – je älter ein Mensch wird, desto sicherer und häufiger tritt diese Gehirnveränderung auf, und desto wahrscheinlicher wird er mentale Beeinträchtigungen erfahren, die man unter dem hässlichen Namen »Demenz« zusammengefasst hat. Das ist bewiesen. Durchaus nicht bewiesen ist, wie weit das zweite vom ersten abhängt.

Man fragt sich, welchen Sinn es haben soll, wenn am Ende gar der ganze Alterungsprozess als »Krankheit« bezeichnet wird. Steckt das ehrgeizige Ziel dahinter, irgendwann sogar auch noch den biologischen Tod zu überwinden? Begreiflicherweise träumen wir davon schon seit Menschengedenken.

Das Altern abschaffen?

Die mittelalterlichen Alchemisten arbeiteten an Pülverchen zur Verjüngung, bekanntlich ohne Erfolg. Das ist heute deutlich anders: Der Erfolg scheint in greifbare Nähe gerückt zu sein. Darum erlebt die Ideologie des Jungbrunnens heute auch eine Konjunktur wie noch nie. Dass die Schönheitschirurgen es schon ganz gut hinbekommen, die äußerliche Jugendlichkeit eine Weile vor dem Dahinwelken zu bewahren, ist noch das Geringste. Die Schönheitskliniken boomen, und mehr und mehr gehören auch Männer zu ihrer Klientel. Aber es gibt heutzutage noch sehr viel ernstere und weitreichendere Bemühungen und Teilerfolge.

Wir sind schon weit fortgeschritten auf dem Weg zu einer »Ersatzteil«-Medizin: Für verbrauchte Organe werden neue eingesetzt. Weil das Reservoir menschlicher Organe begrenzt ist, experimentiert man schon seit hundert Jahren mit sogenannten »Xenotransplantationen«: Die Favoriten für das künftige Ersatzreservoir sind die Schweine, weil sie dem Menschen physiologisch besonders ähneln. Insulin aus Schweinebauchspeicheldrüsen, Schweinehaut für Brandverletzte und Schweineherzklappen für Herzkranke sind schon erfolgreich im Gebrauch. Die Spezialisten hoffen auf genetisch veränderte Schweine, die sozusagen von vornherein darauf programmiert sind, mit dem menschlichen Organismus kompatibel zu sein. Man ist hierbei schon gut vorangekommen. Die schwere ethische Frage, ab welcher Alters- und Finanzgrenze jemand auf ein Spenderorgan zu verzichten und darum recht bald zu sterben habe, würde hinfällig, wenn einfach Schweine als menschliche Ersatzteillager gezüchtet werden könnten. »Runderneuerungen« selbst bei Greisen stünde nicht mehr viel im Weg.

Aber vielleicht wird es sogar hinfällig, die Tiere in Anspruch zu nehmen, wenn sich die Entwicklung von *künstlichen* Organen erfolgreich fortsetzt. Bei Kunstherzen ist sie schon weit vorangeschritten. Doch die Ersatzteilmedizin ist nur ein Teilbereich der medizinischen Bemühungen, um das Altern zu überwinden. Vielleicht wird künftig den Genforschern noch größerer Erfolg beschieden sein.

Der Weltrekord des Altwerdens wurde 1997 von der Französin Jeanne Calment aufgestellt. Sie verabschiedete sich im Alter von 122 Jahren aus dieser Welt. Der Mediziner Prof. Walter M. Bortz, einer der führenden amerikanischen Altersforscher, ist der Ansicht, unsere natürliche Lebenserwartung müsse eigentlich um dieses Alter herum liegen. Dass sie niemand erreiche, sei eine sich selbst erfüllende Prophezeiung. »Niemand sollte sterben müssen, bevor er sehr, sehr alt ist – also über 100 Jahre alt«, behauptet Bortz. »Jeder frühere Tod wäre vorzeitig.«[41] Wird es gelingen, dem durch Genveränderungen nachzuhelfen? Man nähert sich dem Ziel bereits. Im Jahr 2000 wurde bei Fliegen ein Gen entdeckt, das bei diesen etwas mit der Programmierung der Lebenszeit zu tun hat.[42] Wissenschaftler veränderten dieses Gen so, dass sich die Lebenszeit solcher Fliegen verdoppelte. Die Experten glauben, dass es so etwas auch beim Menschen gibt. Mit einer anderen Methode der Genmanipulation konnten italienische Wissenschaftler das Alter von Mäusen um ein Drittel steigern.

Für Forschung und Philosophie ist das eine durchaus interessante Frage: Wie weit lassen sich Alterungsprozesse korrigieren? Und welchen Sinn kann das letztendlich haben? Aber für die Praxis des heutigen Gesundheitswesens ist es eine ethische und wirtschaftliche Katastrophe, die größten Geschütze mit der teuersten Munition an der einzigen Front aufzufahren, bei der mit buchstäblich tödlicher Sicherheit die Niederlage garantiert ist.

Krank sein, um akzeptiert zu werden?
Wird das herkömmliche Krankheitsbild »Alzheimerdemenz« infrage gestellt, ruft dies heftigen Widerspruch hervor. Werde Alzheimerpatienten das Etikett »krank« nicht zugebilligt, so würden sie durch die Maschen der Gesundheitsversorgung fallen, das nur da Geld für Therapien zur Verfügung stelle, wo eine klinische Diagnose vorliege. Zwar trifft diese Merkwürdigkeit tatsächlich zum Teil auf das kranke Gesundheitssystem zu, wie wir oben schon sahen und wie wir an weiteren Beispielen aufzeigen könnten. Das Paradoxe daran ist: Einerseits stigmatisiert die Diagnose »krank« und steckt Menschen in Schubladen, andererseits hat sich die Gesellschaft darauf festgelegt, dass es möglichst nur für etwas »Krankes« Geld aus dem Gesundheitstopf gibt.

Aber, Gott sei Dank, es gibt auch den anderen Trend. Deshalb ist nicht einzusehen, warum eine veränderte Sichtweise notwendig zu unmenschlichen finanziellen Kürzungen in den Leistungen führen müsste. Für andere Behinderte wird auch viel Geld investiert, was ganz sicher ein Hoffnungszeichen für die ethische Wandlungsfähigkeit unserer Gesellschaft ist. Bei anderen Behinderungen ist gesellschaftlicher Konsens entstanden, dass Integration statt Pathologisierung angesagt ist: Normale Menschen helfen anderen normalen Menschen, mit ihren Einschränkungen besser zurecht- und mitkommen zu können. Dieser gesellschaftliche Konzentrationsschwenk weg von dem einseitigen Schwerpunkt »Krankheit bekämpfen« hin zum Schwerpunkt »Leben erleichtern« wird unserer Ansicht nach in Zukunft von extremer Bedeutung sein. Das gilt besonders im Blick auf das Thema »Demenz«, aber auch im Blick auf die Gesamtheit der Gesundheitsprobleme alter Menschen. Und das bedeutet gerade *nicht*, die Leistungen für die Betroffenen zu kürzen, sondern sie strategisch anders zu gewichten.

DIE PSYCHOSOMATIK DER DEMENZ

»Es ist leichter, wenn du verrückt bist«, erklärte eine »verwirrte« alte Frau der Sozialarbeiterin Naomi Feil, von der die Methodik der »Validation« stammt. Diese Vorgehensweise ermöglicht es, sich in desorientierte alte Menschen einzufühlen. »Warum ist es leichter?«, wollte Naomi Feil wissen. Sie erhielt als Antwort: »Dann kannst du tun, was du willst.«[43] Sich verrückt zu geben kann ein Weg sein, sich auf verrückte Umstände einzustellen.

Wenn man zum Beispiel als alter Mensch ständig die Erfahrung macht, nicht für voll genommen zu werden, man aber zunehmend auf die Hilfe derer angewiesen ist, die sich entmündigend verhalten, dann kann es naheliegen, sich dem anzupassen und gute Miene zum bösen Spiel zu machen. Alte Menschen können sich aber auch selbst entmündigen, indem sie es sich im Ruhestand zu bequem machen. Sie gestalten ihr Leben zu passiv und lassen sich zu viel abnehmen.

Zwei kurze Beispiele

Ich (Heidrun Mildner) betreue desorientierte alte Menschen und mache dazu auch Besuche in Pflegeheimen. Immer wieder begegne ich dabei alten Menschen, die sich unverstanden und nicht ernst genommen fühlen. Von zwei Beispielen möchte ich erzählen:

Einige Bewohnerinnen und Bewohner warten auf das Frühstück. Sie sitzen in einem gemütlich ausgestatteten Vorraum mit Sesseln und Sofas. Wenn im Frühstücksraum alles vorbereitet ist, werden sie aufgefordert, Platz zu nehmen, etwa so: »Kommen Sie, stehen Sie auf, es gibt Frühstück!«

Ich sitze neben einer Bewohnerin auf dem Sofa. Sie nimmt die Aufforderung wahr und kommentiert sie, indem sie ihre rechte Hand erhebt und auf die Mitarbeiterin zeigt: »Die da – die denken, wir sind alle nicht mehr richtig im Kopf.« Sie führt ihre Hand mit ausgestrecktem Zeigefinger an die Stirn und fügt hinzu: »Aber wir spielen das Theater mit.«

Herr Cede und ich sitzen auf dem Sofa. Die Hände sind auf seinen Spazierstock gestützt, den er zwischen seine Beine gestellt hat. Mit einem Seufzer löst er eine Hand vom Spazierstock und fährt sich mit der Innenfläche über Stirn und Gesicht, so als solle da etwas weggewischt werden: »Mit jedem kann ich da nicht drüber sprechen, aber Ihnen kann ich es sagen. Mir rutschen die Gedanken manchmal weg. Die anderen denken, ich bin verrückt!«

Die soziale Seite des Gehirnabbaus

Die Soziologen Dr. Rüdiger Dammann und Prof. Reimer Gronemeyer weisen darauf hin, dass dem Eintreten von Demenz sehr häufig Krisenerfahrungen vorausgehen, die von den Betroffenen als ausweglos erlebt werden. Sie resignieren und ziehen sich zurück. Nicht selten scheint dem ein Konfliktbewältigungsmuster zugrunde zu liegen, das bis in die Persönlichkeitsstruktur hineinreicht. Dabei handelt es sich oft um warmherzige und nachgiebige Menschen, die sich nur wenig Durchsetzungsfähigkeit angeeignet haben. Zum Beispiel scheinen Menschen, die einen dominanten Lebenspartner haben, mit einer deutlich höheren Wahrscheinlichkeit an Demenz zu erkranken.

Aus der Psychotherapie sind die »sich selbst erfüllenden Prophezeiungen« wohl bekannt: Weil Menschen ein bestimmtes Problem allzu sehr befürchten, beschwören sie es tatsächlich herauf. Das ist auch bei Demenzen leicht vorstellbar. Es ist anzunehmen, dass Menschen, die fürchten, dement zu werden, auch leichter hineingeraten. Der Katalysator des Prozesses ist wahrscheinlich sehr oft die Depression. Ältere Personen deuten Symptome übermäßig negativ und geben sich irgendwann auf. Als Folge lassen ihre kognitiven Fähigkeiten tatsächlich rapide nach, denn gerade im höheren Alter bleiben diese nur beständig erhalten, wenn sie auch gepflegt werden.

Verhaltenspsychologisch ist klar, dass auf diese Weise Teufelskreise entstehen können: Zum Beispiel kann die Angst, missverstanden und darauf festgelegt zu werden, ein alter Trottel zu sein, zu verkrampften Gegenmaßnahmen oder resignativem Rückzug führen. Gerade dadurch wird das kategorisierende Urteil bei den Mitmenschen bestätigt und intensiviert.

So wie wir uns auf die Umstände einstellen, passt sich auch unser Gehirn auf unsere Entscheidungen an. Was wir nicht pflegen, verkommt. Je älter wir werden, desto rascher geschieht dann die Degeneration. Der Körper eines Menschen, der es in gehobenem Alter versäumt, regelmäßig Sport zu treiben, reagiert viel schneller und nachhaltiger darauf als der Körper eines jungen. Auch das Gehirn ist Körper, und wenn es nicht trainiert wird, verkümmert es und schaltet allmählich das ab, was scheinbar nicht mehr gebraucht wird. Irgendwann ist dieser Prozess nicht mehr aufzuhalten.

Die Plastizität des Gehirns scheint eine deutlich größere Rolle zu spielen als Neurofibrillen und Eiweißplaques, wenn es darum geht, ob eine Demenz überhaupt entsteht und ob man ihr vorbeugen kann. Die Plastizität vollzieht sich im ständigen Abbau und Neuaufbau von Neuronenverbindungen. In der Neurobiologie bezeichnet man sie als »Bahnungen«. Solche Nervenverschaltungen entstehen durch Lernprozesse. Wenn bestehende Bahnungen immer wieder gebraucht werden, stabilisieren sie sich. Man kann heute elektronenmikroskopisch zeigen, wie die Verbindungsstellen zwischen den Nervenzellen, die sogenannten »Synapsen«, dadurch sichtbar wachsen. Aber sie können auch durch Nichtgebrauch degenerieren. Unser Gehirn ist eine Megabaustelle, auf der die ganze Zeit Nervenverbindungen aufgebaut und gestärkt oder abgebaut werden. Diese Vorgänge generiert das Gehirn großenteils nicht selbst unter Ausschluss der Umwelt, sondern sie laufen interaktiv ab. Gehirnabbauprozesse werden darum zu einem erheblichen Teil von Umweltfaktoren wie Krisenerfahrungen und Sozialkontakten beeinflusst. Daraus folgt, so betonen Dammann und Gronemeyer, dass auch die Altersdemenz als ein bio-psycho-soziales Phänomen verstanden werden muss und keineswegs nur als eine Krankheit des Gehirns.

Veränderte Prioritäten

Körperliche und kognitive Leistungen lassen im Alter unweigerlich nach. Darauf reagieren sowohl die Betroffenen selbst als auch ihre Umwelt auf spezifische Weise. Und diese Reaktionen schaukeln sich wiederum gegenseitig auf: im günstigen Fall konstruktiv, im ungünstigen Fall destruktiv. Viel zu oft ist das Verhalten destruktiv, weil es viel zu wenige Modelle dafür gibt, wie alternde Menschen und ihr Umfeld mit den wachsenden Einschränkungen umgehen können. Es wird viel zu wenig darüber gelehrt, und die nachlassenden Leistungen werden viel zu negativ bewertet. Betroffene und ihre Umwelt reagieren hilflos. Der Versuch, dennoch irgendwie

Schritt zu halten, verursacht Stress. Oft bahnt sich das schon im mittleren Alter an. Die berühmte Midlife-Krise ist alles andere als ein Mythos. Menschen versuchen, ihr bisheriges Lebenstempo aufrechtzuerhalten, aber es fällt ihnen zunehmend schwerer; sie brauchen immer mehr Kraft dazu, sie erleiden immer höheren Stress. Viele brennen dabei aus. Für den, der die Krise durchgestanden hat, ist sie aber mit dem Ruhestand noch nicht zu Ende. Die Umwelt bleibt so schnelllebig wie zuvor, und vieles beschleunigt sich noch. Die eigene Schnelligkeit und Leistungsfähigkeit lassen aber in vieler Hinsicht weiter nach, ganz zu schweigen von der Kraft! Eine Schere tut sich auf. Der alternde Mensch sieht sich genötigt, mehr und mehr zu rationalisieren. Er muss haushalten. Darum blendet er aus, was nicht so wichtig für ihn zu sein scheint, um sich auf das Wesentliche konzentrieren zu können. Sein Umfeld nimmt vor allem das Aus*blenden* wahr und deutet es als Aus*fall*. Für das Wesentliche hat das Umfeld keine Zeit, es vollzieht das Wesentliche auch nicht nach, weil es ihm selbst (noch) nicht wesentlich ist. Denn manche Werte verschieben sich erst im Alter zum Wesentlichen hin. Dadurch ist es fast unvermeidlich, dass der alternde Mensch einsam wird. Entscheidend ist jetzt, wie er selbst und sein Umfeld das deutet und damit umgeht.

Hinzu kommt noch eine weitere Besonderheit, die das Altern mit sich bringt: Senioren haben nun einmal eine größere Lebenserfahrung im Unterschied zur jüngeren Umwelt. Manches sehen sie aus gutem Grund anders. Schon allein darum müssen sie mit Unverständnis rechnen. Gelassenheit, Zurückhaltung, Bescheidenheit, Sorglosigkeit und ein vorsichtiges Urteil können als Nicht-Bescheid-Wissen, Weltfremdheit und Apathie missdeutet werden. Halten sie an bewährten Maximen und Gewohnheiten fest, gilt das als Starrsinn. Ein kindlich spontaner, zarter und feiner Humor wird als senile Albernheit abgetan.

Anscheinend neigen wir im Alter dazu, uns verstärkt gegen die Sorgen der Gegenwart abzuschotten und die Erinnerung auf unsere Vergangenheit zu lenken. Es liegt ja auch nahe. Warum soll man sich, bei engerem Kräftehaushalt, noch viel mit Alltagsproblemen herumschlagen, auf die man doch nur noch wenig Einfluss hat? Man ist schon einen weiten Weg den Lebensberg hinaufgestiegen.

Der Gipfel ist nicht mehr fern, und diese letzte Strecke wird die letzte Kraft verbrauchen. Der Lebensabend wurde eingeläutet: Es ist Zeit, innezuhalten; Zeit, die Kraft noch einmal zu sammeln; Zeit für die Rückschau und Bilanz, Zeit für dankbare Erinnerungen, Zeit, endgültig mit der Vergangenheit Frieden zu schließen, um in Frieden aus diesem Leben scheiden zu können.

Rückzug in die Innenwelt

Wie mit den äußeren Dingen, so geht es nun auch mit den inneren: Von vielem trennt man sich jetzt, weil man es nicht mehr brauchen kann und will. Man gibt das Haus auf und zieht in eine kleine, betreute Wohnung. Man nimmt nur mit, was da hineinpasst. So ist es auch mit den Erinnerungen: Um haushalterisch zurechtzukommen, sortiert der alte Mensch vieles aus. Er tut das, indem er sich mit vielem einfach nicht mehr beschäftigt, um sich auf Weniges zu konzentrieren. Dazu braucht er alle Kraft. Das, was aussortiert ist, spielt keine Rolle mehr. Es wird vergessen, so wie Müll auf dem Abfallhaufen verrottet. Natürlich versucht der Mensch, besonders solche Erinnerungen dort zu entsorgen, die Kraft rauben, weil sie belasten. Auf der letzten Strecke möchte man nur noch mit kleinem Rucksack wandern. In der griechischen Mythologie mussten die Menschen in der Unterwelt Wasser aus Lethe, dem Fluss des Vergessens, trinken, um in ein neues Leben übergehen zu können.

Dass sich in diesem Prozess die Konzentration besonders auf länger zurückliegende schöne Erfahrungen richtet, ist aus zwei Gründen leicht nachvollziehbar: Erstens versucht der alte Mensch, sich einen Reim auf sein Leben zu machen. Er komponiert sein Lebenslied zu Ende. Es liegt in unserer Natur, dass wir dabei nach Harmonie streben und versuchen, die Ungereimtheiten unserer Vergangenheit in ein stimmiges Gesamtkonzept zu integrieren. Wir streben nach Sinn. Zweitens ist die Wahrnehmung des Gegenwärtigen erschwert, weil wir im Alter körperlich eingeschränkt sind. Wir kommen nicht mehr mit – im übertragenen wie im buchstäblichen Sinn. Eine wichtige Rolle spielt dabei das nachlassende Hör- und Sehvermögen. Wenn viele Informationen unserer Mitmenschen nicht mehr bei uns ankommen oder wir sie nur durch mühsames und nicht selten lästig empfundenes Nachfragen erhalten, ist es logisch, dass wir die Aufmerksamkeit anderem zuwenden.

Wenn die äußeren Sinne im Alter nachlassen, ziehen wir uns in die Innenwelt zurück. Dort befinden sich der Schatz alter Erinnerungen und auch Unfertiges, das wir bisher gemieden haben. Es konfrontiert uns neu. Alte Fragen suchen nach einer Antwort. Dorthin haben die Mitmenschen nur noch beschränkten Zutritt. Wir wirken irgendwie abgesondert, seltsam. Andere verstehen uns nicht mehr. Leider neigt der Mensch dazu, das abzuwerten, was er nicht versteht. Zieht sich ein älterer Mensch ständig zurück und wird dies durch seine Umwelt abgewertet, weil sie es nicht versteht, kann eine Eigendynamik entstehen: Alte Menschen isolieren sich und verlieren sich in ihrer Innenwelt. Sie finden nicht mehr nach außen zurück.

Zwei ganz persönliche Beispiele
Ich (Hans-Arved Willberg) bin 57 Jahre alt und seit ein paar Jahren Hörgeräteträger. Während wir dieses Buch schreiben, mache ich bei mir selbst in Bezug auf unser Thema »Desorientierung« interessante Beobachtungen:

Ich habe mich daran gewöhnt, vieles nicht zu verstehen, wenn ich mit einer Gruppe anderer Menschen zusammen bin. Im Einzelgespräch ist es anders. Da wird das Hören weniger durch Nebengeräusche erschwert, mein Gegenüber ist auf mich konzentriert. Es ist mir wichtiger, dass ich alles verstehe, und wenn ich gelegentlich nachfrage, macht es mir wenig aus. Aber in der Gruppe redet jeder in der Lautstärke und Deutlichkeit, die er gewohnt ist. Sehr vieles wird nicht mit mir, sondern an mir vorbei kommuniziert, und mein Interesse ist natürlich auch nicht so groß, als wenn mich jemand persönlich anspricht. Oft kommen auch noch beeinträchtigende Nebengeräusche dazu. Ich möchte das an einem Beispiel verdeutlichen:

Ich sitze mit meinem Besuch auf der Terrasse. Die anderen reden etwas, das ich akustisch zu wenig verstehe. Normalerweise mache ich mir wenig Gedanken darüber, aber jetzt, wo ich mich mit dem Thema »Altersdemenz« beschäftige, reflektiere ich mein Verhalten: Weil ich nur Fragmente der Unterhaltung höre, lasse ich Augen und Gedanken schweifen. An Stellen des Gesprächs, die mir einigermaßen zu passen scheinen, schalte ich mich ein und erzähle eine Anekdote aus meinem Leben. Oder ich weise auf eine Wahrnehmung in der Umgebung hin, auf den Vogel, der da drüben auf dem Baum so schön singt, oder auf die beeindruckende Wolkenformation. Meine Äußerungen fügen sich nicht nahtlos in den Gesprächsverlauf ein. Was mögen die anderen jetzt über mich denken? Vielleicht finden sie mich merkwürdig, geistesabwesend, uninteressiert. Und wenn sich das häuft? Wenn ungünstige Umstände hinzukommen, auch Spannungen untereinander: Werden sie dann womöglich denken, dass ich nicht mehr folgen ***kann****? »Er ist wunderlich geworden. Er kann sich nicht mehr konzentrieren. Er hat sich abgeschottet und lebt in seiner eigenen Welt.« Und wenn dann noch Fehlleistungen hinzukommen? Oder Gedächtnislücken?*

Manchmal reagiere ich auch etwas gereizt. Dann denke ich: »Meine Güte, könnt ihr denn nicht einfach ein bisschen lauter und deutlicher reden? Es muss doch möglich sein!« Die nonverbale Wirkung solcher Wahrnehmungsschwierigkeiten und Gedanken kann mir als mürrisches Wesen und Geistesabwesenheit ausgelegt werden, oder auch als Starrheit und generelles Desinteresse. Wäre ich noch einige Jahre älter, so wären die rein sinnesorganischen Wahrnehmungsschwierigkeiten noch stärker und die Wahrscheinlichkeit, dass die entsprechenden Reaktionen als mentaler Abbau interpretiert würden, wäre noch weitaus größer.

Ein Weiteres fällt mir auf: Seit wir dieses Buch schreiben, spüre ich eine Neigung in mir, gewisse körperliche und geistige Symptome als Zeichen des Abbaus zu deuten. Unsicherheit entsteht: Ist das vielleicht schon der Anfang vom Ende? Ich kann noch unterscheiden und darüber lächeln, weil ich mir den Überblick bewahre: dass ich mich beim Flöteüben an derselben Stelle immer wieder neu verspiele, soll ein Zeichen des mentalen Abbaus sein? Was für ein Unsinn! Ich habe nicht vergessen, dass ich mich früher noch viel schwerer tat! Dass ich meinen Haustürschlüssel im Büro vergessen habe? Dass ich Dinge verlege? Das alles kenne ich schon an mir, so weit ich zurückdenken kann. Und auch hier gilt: Meine Konzentration ist durch beständiges Üben deutlich besser geworden! Genauso ist es mit Körpersymptomen: Zum Beispiel hatte ich früher mehr mit Stress und Müdigkeit zu kämpfen als heute.

Aber wenn mir der Überblick fehlen würde und ich noch eine ängstlich pessimistische Perspektive einnehmen würde, wenn ich darum depressiv geworden wäre und irgendein Arzt die Diagnose »leichte kognitive Beeinträchtigung« gestellt hätte – wäre dann die Weiche nicht für immer gestellt?

Mir (Heidrun Mildner) geht es manchmal ähnlich. Es gibt Momente, in denen ich mich sehr bewusst wahrnehme. An folgendem Beispiel möchte ich das gern verdeutlichen:

Ich sehe mich als 8- oder 9-Jährige durch meinen Heimatort gehen, vorbei an den Baracken. Bei Opa Enos Garten bleibe ich stehen und gehe den Weg hoch zur Baracke. Dabei komme ich an der blühenden Kapuzinerkresse vorbei, die ich so liebe, und bewundere staunend ihre vielfältigen Farbschattierungen. Ich rieche den scharfen Duft der Blätter, spüre das glatte Grün und den runden Stängel und pflücke mir einen kleinen Strauß. Schließlich bleibe ich vor der Windmühle stehen, die ihren Platz im Garten hat und aus Eisstiel-Hölzern neben dem kleinen Teich gebaut ist. Opa Eno sitzt vor seiner Baracke und freut sich über meinen Besuch.

Ich erinnere mich nicht willentlich daran. Die Bilder steigen einfach vor meinem inneren Auge auf und nehmen Gestalt an. Während ich mich im Hier und Jetzt befinde, werden die Erinnerungen lebendig.

Ich stelle mir vor, wie ich mit Opa Eno Zwiesprache halte, während ich in Wirklichkeit mit mir selbst rede. Dann geht die Tür auf und jemand hört mich reden. Ich bin in der Wirklichkeit – in meiner Wirklichkeit. Für den Eintretenden ist diese Wirklichkeit nicht wahrnehmbar. Er hört nur, was ich sage: »Dort sitzt er. Und da steht die Windmühle. Und die Kapuzinerkresse blüht.« Was wird der Eintretende denken? Vielleicht: »Die spinnt. Jetzt geht es bei der auch schon los.« Dabei bin ich nur schon seit drei Tagen allein in meiner Wohnung. Kein Kontakt nach draußen. Kein Anruf. Ich war einfach nur allein zu Hause, weil es der Arzt verordnet hatte.

So geht es dem Menschen, der keine oder wenige Kontakte hat. Erinnerungen sind das, was ich jetzt im Moment habe. Sie sind gegenwärtig für mich.

ZUSAMMENFASSUNG

- Die **Festlegung auf die Diagnose »Alzheimerdemenz«** kann sehr **problematisch** sein, und oft ist sie zudem falsch. Auch der Sinn, Vergesslichkeitssymptome dem neuen Krankheitsbild der **leichten kognitiven Beeinträchtigung** zuzuordnen, die als Vorstufe zur Altersdemenz gilt, scheint fraglich zu sein.
- Die sogenannten Altersdemenzen sind Prozesse des Sterbens. Das steht fest. Die Frage ist nur, wie weit das natürlich oder krankhaft und somit nicht normal ist. Vieles spricht dafür, wie bei anderen Altersgebrechen auch, eher von **Behinderungen** als von Krankheiten zu sprechen.
- Mehr und mehr kommen die Fachleute zu dem Schluss, dass zwischen **krankhaftem und natürlichem Alterungsprozess keine klare Linie** gezogen werden kann. Manche Forscher neigen dazu, die Krankheitsbezeichnung »Altersdemenz« ganz zu leugnen, andere sehen das Altern selbst als Krankheit an. In ihnen hat der alte Mythos vom Jungbrunnen neue Befürworter gefunden. Der **medizintechnische Fortschritt** lässt es heute in mancher Hinsicht tatsächlich möglich erscheinen, bald noch deutlich stärker als bisher in den Alterungsprozess eingreifen und ihn aufhalten zu können. Auf dieser Frontlinie liegt auch die Bekämpfung der Altersdemenzen.
- Es ist anzunehmen, dass sehr viele alte Menschen eine alzheimerähnliche Symptomatik als Folge anderer Ursachen wie Depression oder schleichender Medikamentenvergiftung entwickeln. Sehr wahrscheinlich ist jedenfalls, dass **soziale, psychische, spirituelle und biologische Faktoren** im Wechselspiel und mit individuell unterschiedlichen Schwerpunkten zu den Demenzsymptomen führen. Dabei geraten ganz normale Altersprozesse in den Sog des mentalen Abbauprozesses. Dazu zählt, dass Ältere ihre **Prioritäten verändern** und sie sich in die **Innerlichkeit zurückziehen**. Nicht unwesentlich scheint hierbei auch die Rolle der **sich selbst erfüllenden Prophezeiungen** bei Menschen zu sein, die durch die Diagnosen »leichte kognitive Beeinträchtigung« oder »Alzheimerdemenz« gewarnt oder festgelegt sind und aus Angst vor der Erkrankung Symptome dementsprechend deuten und sich aufgeben.

5. DIAGNOSTIK, VERLAUF UND THERAPIE

DER WEG ZUR DIAGNOSE

Symptome und Untersuchungen

Nach den offiziellen Diagnosekriterien kann man selbst von einer leichten Demenz nur dann sprechen, wenn die betroffene Person den Alltag nicht mehr selbstständig bewältigen kann und wenn die Ursache dafür in einer erkennbaren Schädigung des Gehirns liegt. Auch wenn die für Demenz typischen Symptome wie Vergesslichkeit und Orientierungsprobleme bei einer Person schwerwiegend sind und gehäuft auftreten, kann man noch nicht eindeutig die Diagnose »Demenz« stellen. Die Symptome können ganz andere Ursachen haben.

Welche Art von Demenz vorliegt, kann der Definition nach letztendlich nur an der gehirnorganischen Schädigung genau erkannt werden. Die äußerlich fassbaren Symptome lassen nur Vermutungen darüber zu. Diese können aber eingegrenzt werden. Daraus folgt, dass es drei diagnostische Stufen gibt, um zu einem einigermaßen sicheren Resultat zu kommen:

- Zuerst wird die Symptomatik analysiert und damit eine erste Weiche gestellt, um überhaupt Demenz diagnostizieren zu können.
- Zweitens folgt die Eingrenzung, um welche Form es sich wahrscheinlich handelt.
- Drittens muss, wenn die Diagnose eindeutig sein soll, dieses vorläufige Ergebnis durch Untersuchungen des Gehirns bestätigt oder verworfen werden.

Folgende Symptomfelder sind generell typisch für Demenz:

Symptomfeld	Symptome im Alltag
Gedächtnisverlust	Starke Vergesslichkeit (Kurzzeitgedächtnis)
Sprechstörungen (Aphasie)	z. B. Suchen nach Worten, Gebrauch falscher Ausdrücke, Missverständnisse
Bewegungsstörungen (Apraxie)	Zielgerichtete Bewegungsabläufe funktionieren nicht mehr
Urteilsstörungen (Agnosie)	z. B. Verkennung von Situationen, sozial unangemessene Verhaltensweisen
Verlust der Fähigkeit zur Koordination von Handlungsschritten	z. B. Hilflosigkeit bei praktischen Handlungen wie Orientierung, Einkaufen

Gedächtnisverlust allein reicht für die Diagnose nicht aus. Es muss mindestens ein weiteres der in der Tabelle genannten Störungsfelder vorhanden sein. Außerdem muss eine allmähliche Verschlechterung über den Zeitraum eines halben Jahres hinweg erkennbar sein. Häufige Symptome sind darüber hinaus Antriebsminderung, Rückzug, reduziertes Interesse an früheren Vorlieben, Reizbarkeit und Depression.

Um die Symptomatik weiter einzugrenzen, werden psychometrische Testverfahren angewandt. Wenn daraus hervorgeht, dass wahrscheinlich eine Demenzerkrankung vorliegt, folgt die medizinische Untersuchung des Gehirns, damit das Krankheitsbild genau festgelegt wird. Dabei kommen folgende Maßnahmen zum Einsatz:

- Elektroenzephalogramm (EEG)
- Magnetresonanztomografie (MRT) bzw. Kernspintomografie (KST)
- Craniale Computertomografie (CCT)
- Positronenemissionstomografie (PET)

Mit dem MRT können zum Beispiel die Durchblutungsmängel vaskulärer Demenzen und die bei Alzheimer stattfindende Schrumpfung des Hippocampus auf dem Bildschirm gesehen werden. Allerdings ist eine Hippocampusschrumpfung kein eindeutiges Merkmal für Demenz. Insbesondere bei Depressionen ist sie ebenfalls feststellbar. Durch die PET kann überprüft werden, ob Eiweißplaques vorhanden sind. Das Verfahren ist aber aufwendig und teuer, die Interpretation der Ergebnisse ist zudem noch unsicher.

Weitere medizinische Untersuchungen zur diagnostischen Abklärung sind Labortests und das Elektrokardiogramm (EKG).

Diagnose »Alzheimerdemenz«

Trotz des enormen Fortschritts der bildgebenden Verfahren gilt bis heute, dass eine sichere Diagnose »Alzheimer« neuropathologisch erst nach dem Tod des Patienten gestellt werden kann. Nicht zuletzt fehlen sogenannte »Marker« in den Körperflüssigkeiten der Patienten, die durch Labortests ermittelt werden können und bei anderen Krankheiten klare Auskunft über die Ursache geben. Darum entsteht der Befund »Alzheimerdemenz« bis heute durch das, was man »Ausschlussdiagnose« nennt: Je klarer man ausschließen kann, dass es sich um ein anderes, ähnliches Krankheitsbild handelt, desto mehr erhöht sich die Wahrscheinlichkeit, dass es sich um Alzheimerdemenz handelt.

Wichtig festzustellen ist, ob sich der Zustand eines Patienten von der vaskulären Demenz abgrenzen lässt. Wie wir bereits sahen, kann die Unterscheidung schwierig sein, nicht zuletzt, weil beide Demenzen gleichzeitig auftreten können und dadurch Mischformen entstehen. Im fortgeschrittenen Stadium heben sich die Unterschiede zudem auf, und zur Behandlung sind sie weitgehend unbedeutend. In der folgenden Tabelle sind einige Unterschiede in der Symptomatik von Alzheimerdemenz und vaskulärer Demenz gegenübergestellt:

Symptomatik von Alzheimerdemenz und vaskulärer Demenz

	Alzheimerdemenz	**Vaskuläre Demenz**
Entstehung	Desorganisation im Gehirngewebe	Gestörte Gehirndurchblutung; Sklerose von Gehirngefäßen (»Verkalkung«); (kleinere) Gehirninfarkte
Beginn	Schleichend	Eher plötzliches Auftreten; mitunter einzelne Bewusstseinsstörungen im Vorfeld
Verlauf	Fortschreitend; früh schon Gedächtnisschwund und Sprachstörungen; Affekte und konventionelles Verhalten zunächst wenig eingeschränkt	Fortschreitend, aber mit Schwankungen, z. T. zwischenzeitlich Besserung; affektive Störungen sind ausgeprägter; Urteilsfähigkeit mitunter erhalten; neurologische und andere körperliche Störungen (z. B. Kopfweh, Schlafstörungen, epileptische Anfälle, Lähmungen)

Ähnlich wichtig wie diese Unterscheidung ist es, die Demenz vom Krankheitsbild der Depression abzugrenzen. Zwar gehören depressive Verstimmungen häufig zur Alzheimersymptomatik, aber umgekehrt können auch, insbesondere bei alten Menschen, scheinbar für Alzheimer typische Symptome wie Gedächtnis- und Konzentrationsstörungen aus der Depression hervorgehen.

Die äußeren Hauptsymptome von Alzheimerdemenz entsprechen weitestgehend den oben beschriebenen. Die spezifischen Kennzeichen für Alzheimer liegen mehr im Verlauf und in den Nuancen. Folgende Symptome weisen darauf hin, dass Alzheimer vorliegen kann:

Symptome des frühen Stadiums	Verlust der Riechfähigkeit Plötzlich auftretender Orientierungsverlust auf sonst vertrauten Wegen
Symptome des mittleren Stadiums	Deutlicher, verstärkter Gedächtnisverlust Motorische Unruhe Wiederholtes Fragen, Beschuldigen und Verkennen vertrauter Personen Gestörter Schlaf-wach-Rhythmus Beginnende Inkontinenz

Typisch für Alzheimer ist ferner, dass Betroffene die Symptome verdrängen und kaschieren. Das kann die grundsätzlich richtige Einstellung, den Betroffenen die Diagnose nicht vorzuenthalten, schwierig machen.

Vordergründig zeigt sich die beginnende Erkrankung an emotionalen Veränderungen: Depressive Verstimmung und Resignation, Angst, Scham und Sorge, Verminderung emotionaler Kontrolle, emotionale Merkwürdigkeiten im Umgang mit anderen und Antriebsprobleme treten vor allem auf. Vorherrschend ist ein depressives Bild. Demenz und Depression interagieren und schaukeln sich gegenseitig auf. Fachleute vermuten zunehmend, dass auch die Ursachen in einem Zusammenhang stehen.

Sofern das, was man heutzutage unter Alzheimerdemenz versteht, wirklich auf einen Menschen zutrifft, führt die Krankheit allmählich, aber unaufhaltsam dazu, dass sich das Gehirn immer weiter zurückbildet. Diese Degeneration mündet letztendlich in hochgradige mentale Einschränkungen und endet im Tod. Typisch für die Alzheimerdemenz ist dabei, dass der degenerative Prozess stets nach demselben Grundschema abläuft, auch wenn sich die äußere Symptomatik individuell unterschiedlich ausprägt.

Die Stadien der Alzheimerdemenz

Es werden ein frühes, ein mittleres und ein spätes Stadium unterschieden. Ab dem mittleren Stadium wird es für die Betroffenen sehr schwierig, allein zurechtzukommen. Die Durchschnittsdauer liegt bei ungefähr drei Jahren pro Stadium, aber es gibt auch starke Abweichungen.

In Expertenkreisen ist es für die Interpretation des Prozesses typisch, dass der Krankheitsbeginn bereits bei der ersten Ausbildung von Beta-Amyloid-Plaques und Neurofibrillen in jungen Jahren verortet wird. »Die Alzheimer Krankheit ist ein äußerst langsamer neurodegenerativer Prozeß, der sich über mehrere Jahrzehnte erstreckt«, schreibt der Medizinprofessor und Demenzexperte Alexander Kurz aus München.[44]

Wegen der feststellbaren gehirnorganischen Veränderungen glauben Fachleute, dass der Defekt ganz allmählich heranreift, bis die Krankheit schließlich ausbricht. Deshalb bezeichnen sie die lange Zeit bis dorthin als die »stumme Phase« der Demenz. Damit bleibt man erstens bei der ursprünglichen Einschätzung, bei der präsenilen und senilen Demenz des Alzheimertyps handele es sich um dieselbe Krankheit, die nur eben in seltenen Fällen unzeitig früh auftrete. Und damit bleibt man zweitens bei der Sichtweise, Alzheimerdemenz sei eine Krankheit, die vom natürlichen Alterungsprozess klar abgegrenzt werden könne. Wie wir sahen, sind aber beide Behauptungen zweifelhaft.

Die Tabelle zeigt den Verlauf der Alzheimerkrankheit aus dem derzeitigen medizinischen Blickwinkel im Überblick.

Stadien und Symptome der Alzheimerdemenz[45]

		»Klinisch stumme« Phase	Prädemenzphase	Demenzphase		
				Frühes Stadium	Mittleres Stadium	Spätes Stadium
Diagnose			Leichte kognitive Beeinträchtigung	Leichte Demenz	Mittelgradige Demenz	Fortgeschrittene Demenz
Veränderungen des Zellgewebes		Beta-Amyloid und Neurofibrillen	Nervenzellenverlust im Hippocampus	dito	Degeneration der Großhirnrinde (Temporal- und Parietallappen)	hochgradiger Verlust von Nervenzellen, auch im Frontalhirn
Kognitive Funktionen	Lernen und Gedächtnis	–	Gestörte Informationsspeicherung	Zunehmende Lernschwäche	Sehr starke Vergesslichkeit	Verlust aller höheren kognitiven Funktionen
	Denkvermögen	–	Leicht reduzierte Intelligenz	Unfähigkeit, komplex zu denken und zu handeln	Logik und Planungsfähigkeit sehr reduziert	
	Sprache	–	Erste Wortbildungsprobleme	Verstärkte Wortfindungsprobleme	Wortverwechslungen etc., Verlust des Lesen- und Schreibenkönnens	
	Sehvermögen	–	–	Erste Probleme, Gegenstände zu erkennen	Nichterkennen vertrauter Menschen	
	Raumorientierung	–	–	Eingeschränkte Raumeinschätzung	Unfähigkeit angemessener Raumeinschätzung	
	Motorik	–	–	Unangemessene Bewegungen	Unfähigkeit zu Alltagshandlungen	
Affekt, Antrieb, Sinnestäuschung		–	Depression, Rückzug	Antriebshemmung, Depression, Reizbarkeit, Stimmungsschwankung	Unruhe, Aggression, Verkennungen, Halluzinationen, Wahn	Unruhe, Nesteln, Schreien, Tag-Nacht-Umkehr, Halluzinationen, Wahn
Alltagsaktivitäten		–	Reduzierung komplexer Leistungen	Verstärkte Orientierungsprobleme bei Alltagshandlungen	Hilflosigkeit selbst bei einfachen Alltagshandlungen	Weitestgehende Hilflosigkeiten bei allen Alltagsverrichtungen
Körper		–	–	–	Krampfanfälle	Krämpfe, schwer gestörte Motorik, Inkontinenz

Einzelheiten zum Verlauf

Die Alzheimerdemenz stellt sich schleichend ein. Zunächst treten Probleme auf, um neue Informationen zu verarbeiten. Was früher im Gehirn abgespeichert wurde, bleibt vorerst noch zugänglich. Aber nun treten Schwierigkeiten mit dem Kurzzeitgedächtnis auf, und diese gehen oft mit depressiver Verstimmung und Rückzugstendenzen einher. Die Vergesslichkeit weitet sich im weiteren Verlauf zu vielfältigen Orientierungsproblemen aus: Die Wahrnehmungsfähigkeit reduziert sich, ein Teil des Wortschatzes geht verloren, die Einschätzung von Zeit und Raum gelingt nicht mehr angemessen, die Fähigkeit zu realistischer Urteilsbildung geht zurück, die Koordination von Handlungsabläufen kommt durcheinander. Diese unangenehmen und peinlichen Erfahrungen sind natürlich nicht selten mit entsprechenden emotionalen Reaktionen verbunden: Der Betroffene zieht sich zunehmend sozial zurück, möglicherweise wird er depressiver und aggressiver. Typisch ist in der Phase des Übergangs von normaler Alltagsbewältigung zu hilfloser Desorientierung, dass Betroffene ihre Symptome leugnen. Sie sind verunsichert und verletzt, aber sie wollen sich schützen. Darum pflegen sie ihre erlernten Rollen weiter und knüpfen die gerissenen Fäden des Gedächtnisses und der Orientierung durch Fantasien zusammen.

Weil weit zurückliegende Gedächtnisinhalte noch lange intakt bleiben, suchen die Betroffenen dort ihre Zuflucht – so wie Menschen sich bei steigender Flut auf einen Hügel retten. Gegenwartswahrnehmungen erhalten eine neue Bedeutung: Sie werden zu Symbolen von Erfahrungen, die die Betroffenen in der Vergangenheit gemacht haben. Auch die Sprechweise und das nonverbale Verhalten kehren zur Vergangenheit zurück, bis in die frühe Kindheit hinein. Die Mitmenschen verstehen das nicht mehr. Eingeschlossen in ihre Erinnerungswelt sind die Betroffenen zunehmend von ihrer Umwelt abgeschnitten. Lange eingeübte Verhaltensweisen und soziale Konventionen funktionieren aber noch einigermaßen.

Später schränkt sich die Wahrnehmungsfähigkeit extrem ein und die Orientierung geht völlig verloren. Der Schlaf ist schwer gestört. Der Unterschied von Tag und Nacht verflüchtigt sich. Viele Betroffene sind von Unruhe ergriffen. Sie wandern ziellos umher, verirren sich dabei und können ihre eigene Wohnung nicht mehr identifizieren. Auch apathische und depressive Zustände sind häufig. Die Erkrankten verwechseln Realität und Schein, und ihre Verunsicherung wird zur Angst. Halluzinationen und paranoide Wahnvorstellungen treten auf. Betroffene erkennen sich im eigenen Spiegelbild nicht mehr, und selbst nächste Angehörige erleben sie wie Fremde, deren Namen sie nicht einmal wissen. Weil das Kurzzeitgedächtnis stark beeinträchtigt ist, wiederholen sie sich sehr oft und stellen immer wieder dieselben Fragen. Nicht selten reagieren die Erkrankten aggressiv auf die Umwelt, mitunter auch gewalttätig. Misstrauen, Verdächtigungen und Beschuldigungen häufen sich. Bislang selbstverständliche Hemmungen lösen sich auf, emotionale Staudämme brechen. Den Mitmenschen kommt es so vor, als hätten sie es mit einer stark veränderten Persönlichkeit zu tun. Das abstrakte Denken erlischt: Zum Beispiel kann der Sinn von Sprichwörtern nicht mehr erfasst werden. Das Sprachvermögen lässt immer weiter nach, und die grammatikalischen Fertigkeiten lösen sich auf, sodass zunehmend Körperbewegungen den sprachlichen Ausdruck ersetzen. Bis zuletzt kann aber die Fähigkeit des Singens erhalten bleiben. In der Kindheit gelernte Lieder sind unverwüstlich im Gedächtnis gespeichert.

Im Endstadium haben sich die Betroffenen vollends von der Außenwelt abgekehrt. Die Seele hat sich gänzlich zurückgezogen, wie eine Schnecke in ihr Gehäuse. Die Umwelt erlebt diesen Zustand nur noch als ein Vegetieren des Erkrankten.

ANTIDEMENTIVA

Darin sind sich alle Fachleute einig: Gegen den fortschreitenden Verlauf der Alzheimerdemenz ist kein Kraut gewachsen. Uneinigkeit besteht aber in der Frage, wie der Verlauf gebremst und gemildert werden kann. Laufend kommen Berichte über neue Forschungsergebnisse und neu entwickelte Medikamente, sogenannte Antidementiva, in die Schlagzeilen und machen Hoffnung, aber bislang folgte darauf meistens Ernüchterung. Beispielsweise wird versucht, durch Hormontherapie bei Frauen im Klimakterium Alzheimer vorzubeugen. Der Erfolg ist zweifelhaft.

Wenn tatsächlich Entzündungen an der Entstehung von Alzheimerdemenz beteiligt sind, wäre zu vermuten, dass entzündungshemmende Medikamente erfolgreich zur Behandlung eingesetzt werden könnten. Darauf hat man vor wenigen Jahren noch große Hoffnung gesetzt. Aber bisher wurden die Erwartungen enttäuscht.

Häufig werden im Rahmen der Behandlung von Alzheimerpatienten Ginkgo-Präparate angepriesen. Ihre Wirksamkeit konnte noch nicht überzeugend nachgewiesen werden. Bisher steht wohl nur fest, dass sie eine gewisse aktivierende Wirkung auf das Denken haben können.

Am meisten scheinen noch die sogenannten Cholinesterasehemmer zu bringen. Man ist seit drei Jahrzehnten darum bemüht, mit diesen Wirkstoffen, die in den Medikamenten Donepezil, Galantamin und Rivastigmin verabreicht werden, den Mangel des Botenstoffs Acetylcholin auszugleichen. Dieser Stoff entsteht bei Alzheimer und ist für die Funktionsfähigkeit des Kurzzeitgedächtnisses wichtig. Das Fortschreiten der Krankheit kann sich durch die Cholinesterasehemmer nachweislich verzögern, aber eher mit bescheidenem Erfolg: Die mittlere Demenzphase tritt vermutlich erst ungefähr ein Jahr später ein. Für die mittlere und späte Phase scheint sich der Glutamat-Antagonist Memantin bewährt zu haben. Am wirksamsten ist wohl die Kombination eines Cholinesterasehemmers mit Metamin.

David Smith, Professor für Pharmakologie an der Universität Oxford, hat in einer Langzeituntersuchung an alten Menschen mit leichter kognitiver Beeinträchtigung die Wirksamkeit von Vitam-B-Präparaten nachgewiesen.[46] Sind nämlich zu viele Aminosäuren dieses Typs vorhanden, schädigen sie die Blutgefäße und begünstigen so das Fortschreiten der Demenz. Dass ein Zusammenhang zwischen erhöhtem Homocysteinspiegel und Alzheimerdemenz besteht, wurde auch durch andere Forschungsarbeiten bestätigt.[47] Mehrere größere Untersuchungen an Alzheimerpatienten zeigten außerdem, dass ein hoher Vitamin-E-Pegel präventiv gegen Alzheimer wirken kann.[48] Wenn auch der Einsatz von Vitamin-E-Präparaten in der Behandlung Erkrankter bisher erfolglos blieb, so kann diese Erkenntnis doch durch eine entsprechende präventive Ernährung umgesetzt werden.

Die vielfach bei Altersdemenz eingesetzten Antidepressiva und Neuroleptika gehören nicht zu den Antidementiva. Mit Neuroleptika werden die häufigen Wahnvorstellungen und selteneren Halluzinationen des fortgeschrittenen und späten Stadiums behandelt.

Was bringt die Zukunft? Die Forschung arbeitet mit Hochdruck weiter an der Entdeckung und Entwicklung wirksamer Medikamente gegen Alzheimerdemenz. Aber bislang sind die Sucherfolge gering. Nach wie vor gilt, was Hans Förstl konstatiert: »Mit Medikamenten lässt sich eine Symptomverbesserung erreichen.« Mehr nicht. Seine Folgerung daraus ist ganz sicher berechtigt: »Derzeit sind die nichtmedikamentösen Behandlungsverfahren von geistiger Anregung bis zur Pflege weit wichtiger als die alleinige Gabe von Tabletten.«[49]

PSYCHOTHERAPIE

Es ist sinnvoll, psychotherapeutisch mit altersdementen Menschen zu arbeiten, aber es müssen auch die folgenden Voraussetzungen dafür gegeben sein:

- Die Psychotherapie sollte in der Prädemenzphase oder spätestens im Anfangsstadium beginnen.
- Der Betroffene steht unter einem Leidensdruck und ist bereit, sich psychotherapeutisch unterstützen zu lassen.
- Die nahen Angehörigen sind dazu bereit und fähig, am Therapieprozess teilzunehmen.
- Es sind geeignete psychotherapeutische Fachpersonen und kooperierende Fachkräfte wie Pflegende, Sozialarbeiter, Seelsorger, Ergotherapeuten und Mediziner vorhanden.

Am zweckvollsten für die Psychotherapie mit altersdementen Menschen scheint die Milieutherapie zu sein. Das heißt zum einen: Das Milieu des Betroffenen, sein soziales Umfeld, wird ganz in den Therapieprozess einbezogen; die Therapie geschieht mit dem Umfeld und zu großen Teilen auch durch das Umfeld. Und zum anderen heißt es: Dass »Psychotherapie« offiziell auf der Agenda steht, ist weniger wichtig. Hauptsache ist das therapeutisch heilsame Milieu, in dem sie geschieht!

Selbstwertstärkung und Entlastung

Zum psychotherapeutisch günstigen Milieu gehören zum einen die pflegenden, ergotherapeutischen, physiotherapeutischen, logopädischen, bewegungstherapeutischen, kunst- und musiktherapeutischen, seelsorgerischen und medizinischen Fachpersonen. Von besonderer Bedeutung ist aber, dass die nächsten Angehörigen einbezogen werden. Bereits für die Anamnese kommt es auf sie an: Wenn zu vermuten ist, dass bereits Gedächtnis- und Orientierungsprobleme vorhanden sind, kann der Betroffene überfordert sein, eigenständig korrekte Daten zu seiner Biografie und dem bisherigen Verlauf der Krankheit mitzuteilen. Je mehr diese fortschreitet, desto mehr geht ihm die Fähigkeit zur eigenständigen Lebensbewältigung verloren, und desto mehr Verantwortung müssen dann seine Bezugspersonen übernehmen. Es ist wichtig, das rechtzeitig und sehr praxisorientiert anzubahnen und den Angehörigen und Betroffenen zu kommunizieren.

Bei fortschreitender Demenz hat die Psychotherapie eine andere Ausrichtung als gewöhnlich üblich: Ziel ist es nicht, die Eigenständigkeit individuell zu verstärken, sondern die Eigenständigkeit gemeinschaftlich reguliert zu beenden. Darum vollzieht sich die Psychotherapie bei Altersdemenz auf einem schmalen Grat zwischen Überforderung und entwürdigender Entmündigung. Sie muss deshalb zwei Schwerpunkte beinhalten:

- Die Eigenständigkeit und Selbstwertstärkung des Betroffenen muss im Rahmen seines immer enger werdenden Handlungsspielraums gefördert werden.
- Der Betroffene verliert immer mehr seine Eigenständigkeit. Deshalb sollte der immer größer werdende Bedarf, diesen Verlust auszugleichen, gesichert sein. Dabei muss natürlich die Würde des Betroffenen gewahrt werden.

Vor allem die oft ausgeprägte und dominierende depressive Symptomatik verlangt nach beiden Interventionen: Der Betroffene braucht einerseits Unterstützung, um die existenzielle Verlusterfahrung durch die Krankheit zu bewältigen, und er muss auf dem Weg zum letzten Abschied begleitet werden. Er braucht Beistand, um sich selbst nicht aufzugeben und, solange er noch kann, sich gegen unangemessene Urteile und Verhaltensweisen seines Umfeldes zu behaupten. Andererseits braucht er die tatkräftige Hilfe naher Mitmenschen, die für ihn den Rahmen schaffen und aufrechterhalten müssen, in dem sein Leben ein größtmögliches Maß an Qualität behalten kann. Entscheidend dafür ist, dass der Betroffene beständig und zuverlässig sozial eingebunden wird. Dabei sollte er nicht nur Hilfe, sondern auch Achtung und Schutz seiner Würde erfahren.

Alltagsbewältigung

Gemeinsam mit der betroffenen Person und ihren Angehörigen kann in der Therapie eine kontrollierte Alltagsstruktur geschaffen werden, in der sowohl ritualisierte Abläufe als auch möglichst viele subjektiv angenehme Aktivitäten verwirklicht werden. Dazu kann auf die vorhandenen Ressourcen des Betroffenen zurückgegriffen werden. Dabei ist aber darauf zu achten, dass manche Tätigkeiten, die den Betroffenen früher Freude gemacht haben, ihren Reiz mehr und mehr verlieren, weil er zu Recht keinen Sinn mehr darin sieht oder weil sie ihn überfordern. Die Definition der subjektiv angenehmen Aktivitäten wird also beständig der Realität angepasst und mit der Zeit immer bescheidener werden müssen. Gleichwohl kann stets das Richtmaß beibehalten werden, dass es sich möglichst um eine für den Betroffenen im Hier und Jetzt angemessene Struktur und Verhaltensweise handeln soll. Haben Aktivierungsprogramme diesen individuellen Bezug nicht, ist das für den Betroffenen sehr entwürdigend.

Durch Verhaltenstraining können Betroffene ein Stück weit besser ungünstige Verhaltensweisen kontrollieren – zum Beispiel aggressives und isolierendes Sozialverhalten – oder neu auftretende Probleme wie etwa die Inkontinenz. Unterstützende Hilfe bieten Entspannungstrainings. Grundsätzlich kommt es darauf an, dass alle praktischen Maßnahmen aus einer realistischen Analyse des ganz konkreten Istzustands hervorgehen und immer wieder neu daran ausgerichtet werden.

Damit der Alltag des Betroffenen neu strukturiert und diese neue Form umgesetzt werden kann, benötigt die Psychotherapie für diese Aufgabe auch eine angemessene Didaktik: eine einfache, aber wertschätzende Sprechweise, häufiges Wiederholen, Ritualisierungen, unkomplizierte Planungsstrukturen und schriftliches Festhalten aller Maßnahmen. Bewährt haben sich Wochenpläne mit groben Unterteilungen in Vormittag, Nachmittag und Abend. Dem zunehmenden Gedächtnis- und Orientierungsverlust kann der Therapeut begegnen, indem er dem Betroffenen Ordnungshilfen und schriftliche Etikettierungen aushändigt. Hilfreich ist es auch, Drittpersonen einzubeziehen, die eine wichtige entlastende Funktion bekommen können, wenn der Stress für die pflegenden Angehörigen überhandnimmt.

Wird mit der Krankheit taktvoll, aber offen umgegangen, kann die Psychotherapie dazu beitragen, dass auch Angehörige und Betroffene offen darüber sprechen können. Gleichzeitig verlieren die Symptome der Desorientierung und des Kontrollverlusts ihre Peinlichkeit.

In der folgenden Tabelle sind einige psychotherapeutische Interventionen für altersdemente Problembereiche mit häufig anzutreffenden Maßnahmen gegenübergestellt, durch welche die Bewältigung eher erschwert als erleichtert wird.

Psychotherapeutische Interventionen für altersdemente Problembereiche

Symptom	**Problemverhalten**	**Häufige Reaktion**	**Intervention**
Vergesslichkeit	Gegenstände verlegen und suchen, Fremdbeschuldigung, Verwechslung, unangemessene Antworten und Handlungen	Ungeduld, Ärger, Fehlinterpretation	Gedächtnishilfen (»Eselsbrücken«), Konzentrationsübungen, Tagesstrukturierung, beruhigende Interaktion, klare Strukturen
Orientierungsschwierigkeiten	Verlaufen, Nichterkennen oder Verwechseln von Bezugspersonen, Tageszeitverkennung, Fehleinschätzungen	Angst und Sorge, Fixieren und Einsperren, Einweisung in die Psychiatrie	Räumliche Orientierungshilfen; Training, bestimmte Orte (z. B. Zimmer, Bett) wiederzufinden

Symptom	Problemverhalten	Häufige Reaktion	Intervention
Emotionalität	Unkontrolliertes Weinen, Aggression, Gewaltanwendung, Misstrauen	Sedierende Medikamente, aggressive Reaktion, Fixieren, Einsperren, Schuldgefühle	Beruhigendes Umfeld, Einfühlung, Ernstnehmen des Problems, Suche nach Bewältigungsmöglichkeiten, Entspannungstraining, beziehungsfördernde Maßnahmen
Mangelnde Einsichtsfähigkeit	Vertuschen von Fehlern, Überschätzung der eigenen Fähigkeiten, selbstschädigende Verweigerung von Hilfe	Aggression und Streit, Beweisenwollen, Sorge, Drohungen, Gewaltmaßnahmen	Beruhigendes Umfeld, Fokussierung auf vorhandende Kompetenzen und deren Förderung

Ein weiterer psychotherapeutischer Schwerpunkt besteht darin, den Betroffenen dabei zu unterstützen, dass er noch unbewältigte Konflikte der Lebensgeschichte bearbeiten kann. Häufig kommen diese Themen in symbolhafter Ausdrucksweise zur Sprache. Für den Zugang in diese nach außen hin fremd und »verrückt« erscheinende Welt bieten sich tiefenpsychologische Verfahren und vor allem die unten beschriebene Validation an.

ZUSAMMENFASSUNG

- Der klinische Begriff »Demenz« sollte nur mit Vorsicht gebraucht werden. Nach dem offiziellen Standard kann von einer Demenz überhaupt erst dann gesprochen werden, wenn seit mindestens einem halben Jahr die Fähigkeit zur Alltagsbewältigung nicht mehr vorhanden ist. Die Feststellung, ob ein Mensch an Alzheimerdemenz erkrankt ist, kann bis heute nur durch **Ausschlussdiagnostik** erfolgen, weil es **keine eindeutigen Diagnosekriterien** gibt. Wichtig ist die Unterscheidung (Differenzialdiagnose) von anderen Demenzformen und von Depression. Zur Diagnose können **psychometrische Tests** und **Gehirnuntersuchungen** verwendet werden.

- Vor der offensichtlichen Demenzphase durchläuft die Alzheimerkrankheit die sogenannte **Prädemenzphase**, zu der das Störungsbild der **leichten kognitiven Beeinträchtigung** gehört. Die Demenzphase teilt sich in drei Abschnitte auf: Das frühe Stadium der **leichten Demenz**, das mittlere der **mittelgradigen Demenz** und das späte der **fortgeschrittenen Demenz**. Im ersten Stadium ist die Fähigkeit zur eigenständigen Lebensbewältigung teilweise noch vorhanden. Danach sind die Betroffenen ganz auf die Hilfe ihrer Umwelt angewiesen.
- **Kernsymptome für Alzheimerdemenz** sind Gedächtnisverlust, Sprechstörungen (Aphasie), Bewegungsstörungen (Apraxie), Urteilsstörungen (Agnosie) und die deutlich reduzierte Fähigkeit, Handlungen zu koordinieren. **Weitere typische Symptome** sind Depressivität und Aggression, in der Anfangszeit werden Gedächtnis- und Orientierungsprobleme kaschiert und soziale Konventionen aufrechterhalten. Außerdem isoliert sich der Betroffene zunehmend, zieht sich in die Erinnerungswelt zurück, leidet an fortschreitendem Wahrnehmungsverlust mit paranoiden Fantasien und Wahnvorstellungen, irrt unruhig umher, wiederholt ständig Aussagen und Fragen und verliert die Kontrolle über seine Emotionen.
- Die **medizinischen Möglichkeiten** der Behandlung von Alzheimerdemenz sind bis heute **gering**. Durch Medikamente kann allenfalls erreicht werden, dass der degenerative Prozess ein wenig verzögert wird und die Symptome gemildert werden. Wichtiger für die Betroffenen und deutlich effektiver sind **psychotherapeutische Maßnahmen**. Sie dienen vor allem der Selbstwertstärkung, dem Zurechtkommen im Alltag, der Vorbereitung auf die späteren Phasen der Desorientierung und der sozialen Integration. Sehr wertvoll ist es dabei, wenn die Angehörigen einbezogen und andere therapeutische Maßnahmen ebenfalls berücksichtigt werden.

6. PFLEGE UND BEGLEITUNG

Bis zu 70 Prozent der Bewohner von Altenpflegeheimen sind dem Münchner Mediziner und Epidemiologen Dr. Horst Bickel nach desorientiert.[50] Die Hälfte der Umzüge alter Menschen in eine solche Einrichtung erfolgt wegen der Diagnose »Altersdemenz«. Ungefähr drei Viertel aller Demenzkranken verbringen die letzten zwei bis drei Jahre ihres Lebens im Pflegeheim. Insbesondere der wirtschaftliche Engpass im Gesundheitswesen und die personelle Unterbesetzung der Heime haben zur Folge, dass die Heime es kaum bewältigen können, diesen Betroffenen einigermaßen gerecht zu werden. Pflege ist aber mehr als alte Menschen zu verwahren und zu bedienen. Sie hat unvermeidlich einen therapeutischen Effekt, und der ist entweder konstruktiv oder destruktiv. Letzteres führt dazu, dass sich das Befinden der Bewohner verschlechtert und dass dadurch auch rückwirkend die Pflegenden vermehrt belastet werden. Das sind Teufelskreise, die nur deshalb immer weiter rotieren können, weil sie ein baldiges Ende finden: Je schlechter ein desorientierter alter Mensch im Pflegeheim behandelt wird, desto eher stirbt er.

Dieses düstere Szenario repräsentiert die gesellschaftliche Notlage, in der wir uns befinden. Wir haben noch kein angemessenes Modell dafür gefunden, wie die humane Begleitung und Versorgung Desorientierter breitflächig und nachhaltig gewährleistet werden kann. Vier Bereiche müssen neu ausgerichtet und sinnvoll miteinander verzahnt werden, um die Herausforderung zu bewältigen:

- das professionelle Engagement,
- das Engagement der Angehörigen,
- das bürgerschaftliche Engagement (Ehrenamt),
- das öffentliche Engagement von Politik und Kirche.

Destruktiv ist die Pflege und Begleitung desorientierter alter Menschen, wenn diese

- verständnislos kritisiert und gekränkt werden,
- ständiger Überforderung und Gereiztheit ihrer Bezugspersonen ausgesetzt sind,

- wie kleine Kinder behandelt werden,
- nur als »Fälle« und nicht als ernst zu nehmende Personen angesehen werden,
- aus der Gemeinschaft mit den »normalen« Menschen ausgeschlossen werden,
- mit Psychopharmaka ruhig gestellt werden,
- ihnen zu viel abgenommen wird,
- sie eingesperrt und angebunden werden, statt Zuwendung zu erhalten.

Konstruktiv ist die Pflege und Begleitung desorientierter alter Menschen hingegen, wenn
- sie Zuwendung und Bestätigung erhalten,
- ihnen mit Wertschätzung und Einfühlung begegnet wird,
- ihre Umwelt taktvoll und diskret mit ihren Fehlleistungen umgeht,
- ihr Bemühen, sich hinter fassadenhaftem Verhalten zu verstecken, aus ihrem Schutzbedürfnis heraus verstanden wird,
- sie ruhige und gelassene Bezugspersonen erleben,
- die Bezugspersonen sie nicht durch zwecklose Konfrontationen und »Erziehungsmaßnahmen« überfordern,
- sie in ihren Sorgen, Nöten und Ängsten ernst genommen werden,
- sie sinnvoll von ihren Sorgen, Nöten und Ängsten abgelenkt werden,
- sie Hilfen erhalten, um in den engen Grenzen ihres reduzierten Lebensraums ihren Alltag strukturieren und um sich orientieren zu können,
- ihre noch vorhandenen Kompetenzen wahrgenommen und gestärkt und so lange wie möglich aufrechterhalten werden,
- dieser Raum verlässliche und vertraute Bezugspunkte enthält,
- die Pflegenden und Begleitenden mit der Lebensumwelt und -geschichte der Desorientierten vertraut sind,
- die Angehörigen in den Prozess des Pflegens und Begleitens gut eingebunden sind und dazu ermutigt, geschult und selbst begleitet werden,
- verlässliche Bezugspersonen vorhanden sind, die nicht wechseln,
- die Maßnahmen sich den realen Bedürfnissen des Desorientier-

ten anpassen, statt zu versuchen, den Desorientierten den Maßnahmen anzupassen.

DIE ANGEHÖRIGEN

Der größte Teil der Pflege hilfsbedürftiger alter Menschen und mindestens die Hälfte der Pflege altersdementer Personen werden von den Angehörigen bewältigt. Nur sehr wenige Senioren, die noch zu Hause wohnen, erhalten keine Hilfe durch ihre Familie. Meist sind die Helfer und Pfleger Ehefrauen, Töchter oder Schwiegertöchter, die Außergewöhnliches leisten und große Opfer bringen. Ihre Leistung und Bedeutung schiebt sich mehr und mehr ins gesellschaftliche Blickfeld. Aber noch immer fehlt es an Unterstützung. Der Dauereinsatz geht nicht selten über ihre Kräfte.

Die Belastung der Angehörigen

Die pflegenden Angehörigen sind enormen Anforderungen ausgesetzt. Sie müssen nicht nur Wege finden, mit den Emotionen, Gedächtnis- und Orientierungsproblemen ihrer desorientierten Familienangehörigen umzugehen. Die Pflege umfasst, je länger sie dauert, auch viele körperliche Maßnahmen: Sie müssen die Einnahme der nötigen Medikamente veranlassen und kontrollieren. Außerdem müssen sie darauf achten, dass die Betroffenen stets genug trinken, denn Desorientierte vergessen das Trinken oft, was gefährliche Auswirkungen haben kann. Schreitet die Krankheit fort, nimmt auch die Fähigkeit ab, sich selbst das Essen zuzubereiten und zuzuführen. Im Spätstadium ist die Ernährung mitunter nur noch durch eine PEG-Sonde möglich. Meist tritt Harninkontinenz bei den Betroffenen auf, im weiteren Verlauf können sie auch den Stuhl nicht mehr kontrollieren. Die Betroffenen können zunehmend auch nicht mehr über ihre akuten körperlichen Probleme Auskunft geben. Das ist nicht zuletzt deshalb problematisch, weil der demenzielle Abbauprozess in der Regel erstens mit Folgeerkrankungen verbunden ist und er sich zweitens sehr oft mit anderen Krankheiten überlagert.

Belastend kommt zu aller Pflege und Begleitung rund um die Uhr noch hinzu, dass nicht nur die Betroffenen selbst Rückzug und Ausgrenzung erleben; auch Angehörige werden zunehmend isolierter, weil sie sich in hohem zeitlichen Maße auf die Pflege und Begleitung Desorientierter konzentrieren müssen. Sie stehen außerdem unter psychischer Dauerbelastung. Wie in der Kleinkinderphase gibt es keine geregelte Abfolge von Stress und Erholung mehr für sie. Je schwerer die Pflege im Verlauf wird, desto größer ist auch die körperliche Belastung. Eine amerikanische Untersuchung brachte hervor, dass pflegende Angehörige von Dementen noch Jahre nach deren Tod unter Einsamkeit und Depressionen litten.[51] Natürlich wirkt sich die Überlastung der Angehörigen auch erheblich darauf aus, wie sich die hilfsbedürftigen desorientierten Menschen fühlen. Umgekehrt können sie aber viel Stabilisierung erfahren, wenn die pflegenden Angehörigen nicht ständig wechseln.

Ein Beispiel aus der Angehörigenberatung
Nachdem eine Person die Diagnose Alzheimer erhalten hat und wenn sich die Krankheit noch im Anfangsstadium befindet, sind die betroffenen Angehörigen häufig sehr verunsichert und wissen nicht so recht, wie sie sich der desorientierten Person gegenüber verhalten und inwiefern sie in deren Tagesstruktur eingreifen sollen. Erschwert wird dies oft zusätzlich durch das eigene Umfeld, das die Angehörigen manchmal zu Maßnahmen drängt, die vielleicht noch gar nicht nötig oder angemessen sind. Mit dem folgenden Beispiel aus meiner (Heidrun Mildners) Beratungspraxis möchte ich Mut machen, frühzeitig eine Beratung aufzusuchen, sich einer Selbsthilfegruppe anzuschließen und einen eigenen Weg zu finden, der zu der desorientierten Person und zu den Angehörigen passt.

Frau Gehas Tochter saß vor mir und beschrieb mir ihre Mutter, die die Diagnose Alzheimer erhalten hatte. Die Tochter war verunsichert und wusste nicht, inwiefern tatsächlich schon ein Handlungsbedarf ihrerseits bestand, da sich ihre Mutter erst im Anfangsstadium der Krankheit befand. Was sollte ich ihr raten? Die Mutter lebte schließlich noch in ihrer Wohnung und holte der Tochter jeden Tag die Zeitung. Sie ging schwimmen und war dauernd unterwegs. Sie liebte Gemeinschaft und

Bewegung. Das Bild, das ich von Frau Geha erhielt, bestätigte sich, als die Tochter bei einem neuen Termin in Begleitung der Mutter kam. Ganz unverfänglich besuchten mich die beiden im Bistro der Beratungsstelle. Wir tranken Kaffee und unterhielten uns. »Wer rastet, der rostet«, meinte Frau Geha. Sie sagte gerne Sprüche und erzählte dann von früher, von der Flucht, von der schweren Arbeit, vom Wiederanfangen und vom Beweglichbleiben. »Den Kopf in den Sand stecken, das hilft alles nichts, da muss man durch.«

Die Tochter staunte über die Mitteilungsbereitschaft der Mutter. Wir hatten uns verabredet, da ich die Mutter kennenlernen wollte, um gemeinsam zu bedenken, was zu tun sei. Schnell stand fest, dass die Lebensfreude auf keinen Fall mit Medikamenten eingedämpft werden durfte. Da Frau Geha die Wege kannte und der Tages- und der Wochenrhythmus eine feste Struktur hatte, empfahl ich, nicht daran zu rütteln. Die Tochter entschloss sich, eine Selbsthilfegruppe regelmäßig zu besuchen und so im Austausch mit Gleichgesinnten zu sein. Das gab ihr Sicherheit und Gelassenheit. In der weiteren Begleitung konnten Mutter und Tochter eine gemeinsame Kur in einem Alzheimer-Therapiezentrum antreten. Diese Kur würde die Tochter jederzeit mit der Mutter wieder machen. Für beide wurde ausreichend gesorgt und es war eine gute Zeit. Später erklärte die Tochter: »Es hat mir gutgetan, gemeinsam mit meiner Mutter diese Zeit verbracht zu haben.«

Nach der Kur wohnte Frau Geha weiterhin in ihrer Wohnung und konnte auch an ihrer Tages- und Wochenstruktur festhalten. Die Nachbarn waren inzwischen informiert worden und achteten mit darauf, ob die Jalousien morgens hochgezogen wurden.

So vergingen Monate. Wir hatten immer wieder neue Ideen, um einen Aufenthalt im Wohn- und Pflegezentrum herauszuschieben. Aber bald wurde deutlich, dass sich eine zusätzliche Person um die Mutter kümmern musste. Die Familie entwickelte einen Plan, um die Aufgaben zu verteilen, wer wann Besuche machte und wer zuständig war. Die Tochter nahm die Hilfe an und war immer wieder im Austausch mit der Selbsthilfegruppe. Als Nächstes entschied sie sich, eine zusätzliche Betreuungsleistung in Anspruch zu nehmen. Die Lebensfreude von Frau Geha machte es leicht, mit ihr in Kontakt zu kommen, und die Begleiterin verbrachte manche frohe Stunde mit Frau Geha.

Seit gut einem Jahr lebt Frau Geha im Wohn- und Pflegezentrum. Die Entscheidung fiel der Tochter nicht leicht. Jedoch wurde deutlich, dass es in der Urlaubszeit der Tochter nicht mehr verantwortet werden konnte, die Mutter für längere Zeit in ihrer Wohnung allein zu lassen. So machte Frau Geha zunächst Urlaub im Wohn- und Pflegezentrum und die Begleiterin besuchte sie weiterhin, sodass Vertrautes blieb.

Wenn es Frau Geha gar zu langweilig wurde, machte sie sich auf den Weg nach Hause und stand vor verschlossener Tür. Aber sie wusste sich zu helfen und ging zur Tochter. Gemeinsam suchten die Mitarbeiter, die Angehörigen und ich nach Wegen, um mit Frau Geha angemessen umzugehen. Sie fühlte sich im Wohn- und Pflegezentrum wohl und knüpfte Kontakte. Nur manchmal war ihr einfach zu langweilig, und dann begab sie sich wieder auf den Weg zu ihrer alten Wohnung. Die Tochter machte sich berechtigte Sorgen, was geschähe, wenn sie selbst einmal nicht zu Hause wäre und ihre Mutter den Weg nicht zurück zum Wohn- und Pflegezentrum fände. Bald hatte die Tochter die Idee, eine kleine Notiz auf dem Stuhl ihrer Mutter zu hinterlassen: »Ich schlafe hier.« Denn was schwarz auf weiß geschrieben stand, das war für Frau Geha verbindlich. Und in der Tat: Sie blieb nach dem Kaffeetrinken, nach dem Abendessen und noch länger sitzen. Schließlich fragte ein Mitarbeiter Frau Geha, ob sie denn nicht ins Bett wolle. Sie antwortete: »Ich schlafe hier.«

Frau Geha fordert heraus, kreativ zu sein. Ihr geht es nach wie vor gut und sie genießt die Gemeinschaft mit anderen, besonders wenn sie »Mensch ärgere dich nicht« spielen und Volkslieder singen kann oder wenn ehrenamtliche Mitarbeiter zu Besuch kommen.

Veränderungen fordern heraus, nach Lösungen zu suchen. Dass sie gefunden werden können, zeigt diese Geschichte. Angehörige, Mitarbeiter und Ehrenamtliche haben sich in den Prozess der Validation, der Wertschätzung und dem Erhalt der Würde begeben und somit gute Lösungen gefunden, um einer desorientierten Person gerecht zu werden.

Die Aufgaben der Angehörigen

Was können die Angehörigen für ihre desorientierten Familienmitglieder tun? Im Anfangsstadium können sie

- den Gesundheitszustand kontrollieren und darauf achten, dass die Betroffenen die notwendigen Medikamente regelmäßig einnehmen,

- für Bewegung und geistige Aktivität Sorge tragen,
- Maßnahmen ergreifen, um die Selbstständigkeit der Desorientierten so weit wie möglich aufrechtzuerhalten,
- Handlungsabläufe vereinfachen und Entscheidungskonflikte reduzieren,
- Struktur- und Orientierungshilfen geben,
- sich regelmäßig mit anderen Familienmitgliedern absprechen (z. B. Familienkonferenzen zum Wohl des Betroffenen einberufen und Versorgungsmaßnahmen aufteilen),
- rechtzeitig Fremdhilfe beanspruchen,
- beizeiten Vorsorge für den fortschreitenden Verlauf der Desorientierung treffen.

Wie wir bereits gesehen haben, erhöht sich im mittleren Stadium der Anteil körperlicher Pflegemaßnahmen. Jetzt ist es wichtig, sich professionell unterstützen zu lassen. Im Spätstadium wird die Pflege noch zunehmend komplexer und schwerer. Ohne professionelle Fremdhilfe geht hier gar nichts mehr. Es ist immerhin verständlich, dass sehr viele pflegende Angehörige es zu diesem Zeitpunkt vorziehen, die Betroffenen in ein Pflegeheim zu bringen.

Bei aller Fürsorglichkeit kommt es sehr darauf an, dass die Angehörigen dabei auch üben, für sich selbst zu sorgen. Das ist genauso wichtig wie der hingebungsvolle Einsatz für die Pflegebedürftigen. Sonst brennen die Familienangehörigen dabei aus. Deshalb brauchen sie Disziplin und Ermutigung,

- sich nicht von der Sorge erdrücken zu lassen, dass der Pflegebedürftige immer mehr abbaut und sterben wird, sondern Tag für Tag im Hier und Heute zu bleiben,
- sorgsam auf ihren eigenen Gesundheitszustand zu achten,
- ein ausgewogenes Stressmanagement für sich selbst zu entwickeln,
- nüchtern abzuschätzen, wie viel sie tatsächlich selbst übernehmen können und wollen,
- die Last der Pflege und Begleitung auf mehrere Schultern zu verteilen,
- die Lastenteilung beständig zu organisieren,
- ehrenamtliche und professionelle Hilfen zu suchen und in Anspruch zu nehmen,

- eine Selbsthilfegruppe zu besuchen,
- sich für den Umgang mit desorientierten alten Menschen schulen zu lassen,
- sich gegebenenfalls selbst therapeutisch begleiten oder coachen zu lassen.

Vieles davon pflegen wir unter das Stichwort »Abgrenzung« zu fassen. Insbesondere bei den eigenen alten Eltern ist das aber oft viel leichter gesagt als getan. Schwierig wird es, wenn die Eltern überhöhte Erwartungen an ihre erwachsenen Kinder haben und diktatorisch auftreten. Kompliziert wird es außerdem, wenn die erwachsenen Kinder an sich selbst überhöhte Ansprüche stellen und sich Vorwürfe machen, diese nicht perfekt zu erfüllen. Am schwierigsten ist es, wenn Elternerwartungen und Ansprüche an sich selbst miteinander verschmelzen.

Besonders Frauen plagt oft das schlechte Gewissen den alten Eltern gegenüber. Sie können sich davor schützen, indem sie sich drei schlichte Fragen angewöhnen:

- Wozu bewegt mich das Schuldgefühl?
- Trägt es dazu bei, dass ich die Situation konstruktiv verändern kann?
- Wie sieht diese Veränderung konkret aus?

Wer auf diese Fragen keine vernünftigen Antworten findet, sollte seinem Schuldgefühl mit großer Skepsis begegnen.

Noch ein ganz persönliches Beispiel

Mein (Heidrun Mildners) Weg zur Expertin für die Begleitung desorientierter alter Menschen begann, als meine eigene Mutter an Demenz erkrankte. An dieser Stelle möchte ich davon berichten, was ich selbst als Angehörige erlebte.

Die Diagnose lautete: »Alzheimer im mittleren Stadium.« Immerhin wussten wir jetzt, woran wir waren. Das war der Tag, an dem sich mein Leben sehr veränderte. Als mir noch nicht klar war, worin ihr Problem bestand, kam ich immer wieder an meine Grenzen. Manchmal hätte ich am liebsten die Beziehung zu meiner Mutter abgebrochen.

Ich gab mir große Mühe, mich zurückzunehmen. Eine besondere Herausforderung lag darin, dass auch mein Vater pflegebedürftig war. Mutter ließ keine Hilfe zu und kaschierte ihre zunehmenden Gedächtnis- und Orientierungsprobleme durch ausgedachte »Geschichten«. Trotzdem entschied ich mich, sie jetzt beide zu begleiten, und wir erlebten während dieser Zeit Höhen und Tiefen.

Ich war entschlossen, normal weiterzuleben: unter Menschen zu bleiben, Begleitung zu suchen, am gesellschaftlichen Leben teilzunehmen. »Anders sein ist normal« wurde mein Motto. Mutter war nur anders. Sie freute sich auch weiterhin über Kontakte, bügelte gern, legte Wäsche zusammen, ging gern spazieren. Schwierig wurde es vor allem, als zwei Jahre nach ihrer Alzheimerdiagnose mein Vater starb. Sie verstand nicht, was da passierte, und konnte nicht einordnen, dass er nicht mehr lebte.

Freunde und Ärzte unterstützten mein Motto. Ich wollte Mutter nicht als Demente abstempeln. Sie war anders, ja, aber normal! Das half mir, den Alltag positiv zu gestalten. Ein Netzwerk entstand. Mir wurde klar, dass ich den Umgang mit Mutter nicht allein bewerkstelligen konnte.

Ich übte mich darin, mich auch selbst noch wichtig zu nehmen. Schließlich kann man nur Mensch bleiben, wenn man sich selbst wahrnimmt. Erst dann kann man auch die Bedürfnisse des anderen erkennen und ist frei dafür, ihm zu dienen. Und das ist etwas anderes, als ihn nur zu bedienen. Trotzdem kam ich immer wieder an meine Grenzen. Dann stellte ich mir die Frage, was Vorrang haben sollte: Streit oder Friede? Mühsam habe ich gelernt, den Frieden zu suchen. Die größte Orientierungshilfe dazu war mir die Bergpredigt. Oft war ich ungehalten, weil mein Umfeld lieber auf Konfrontation ging. Ich lernte auszuhalten, wenn Streit entstand, und den Grund des Streites einfach stehen zu lassen. Ich begriff, dass ich mich nur selber ändern konnte. Manche Menschen meines Umkreises fingen an, mich zu meiden. Ich ging ihnen offenbar auf die Nerven mit meinen Erkenntnissen über die Art und Weise, wie ich mit meiner Mutter umgehen sollte.

Für meine Aufgabe bildete ich mich fort. In einem Workshop über Validation, den wertschätzenden und einfühlsamen Umgang mit desorientierten alten Menschen, lernte ich Naomi Feil kennen. Zuvor hatte ich schon ein Buch von ihr gelesen. Viel von dem, was sie sagte, passte genau auf meine Situation. Ich fühlte mich verstanden und bestätigt in meinem Umgang mit Mutter. An diesem Tag entschloss ich mich, die Ausbildung zur Validationsanwenderin zu machen.

BÜRGERSCHAFTLICHES ENGAGEMENT

»Die Modelle vom Altern und der Pensionierung mit 65 sind vollkommen überholt!«[52], betont Professor Förstl im Blick auf die Versorgungslage alter Menschen. Ein wahres Wort! Die Zeit drängt. Pflegende Angehörige und professionelle Helfer sind zunehmend überbelastet. Immer mehr Angehörige sind mit altersdementen Familienmitgliedern konfrontiert. Immer weniger Menschen aus den jüngeren Generationen stehen für die Pflege zur Verfügung. Immer weniger Pflegekräfte müssen für immer mehr Desorientierte und deren Angehörige da sein. Es muss dringend etwas verändert werden. Dabei geht es vor allem um die zukünftigen »jungen Alten« selbst. Sie müssen sich von der herkömmlichen Sicht des »Ruhestands« in der dritten Lebenshälfte lösen und sich darauf einstellen, dass in Zukunft die gesellschaftliche Hauptverantwortung von ihnen selbst zu tragen sein wird. Ein großer Teil dieser Verantwortung wird in der Sorge für die Menschen liegen, die noch älter als sie selbst sind und nicht mehr allein zurechtkommen.

Neue Wege gehen

»Weil die Familie im Alter immer weniger der Ort sein wird, an dem man aufgehoben ist, werden wir neue soziale Milieus erfinden müssen«[53], meinen Rüdiger Dammann und Reimer Gronemeyer. Das Problem ist nicht so sehr die Bereitschaft zum sozialen Engagement unter uns. Das Engagement ist wahrscheinlich größer, als man denken mag. Problematisch ist, dass eine Ermutigung und Integration dieser Bereitschaft fehlt. Es gibt zu wenig gelebte Gemeinschaft und zu wenig attraktive Strukturen, um diese Gemeinschaft auszuleben. Es gibt zu viele Einzelkämpfer bei den Seilschaften herkömmlicher Strukturen, die soziale und gesundheitliche Hilfe anbieten. Außerdem sind viele nicht bereit, wirklich neue Wege zu wagen und die viel beschworene Vernetzung tatsächlich umzusetzen.

Die konventionelle Aufteilung in Berufstätigkeit und Ehrenamt taugt nicht mehr. Professionalität ist dem ursprünglichen Sinn des Wortes nach das, wozu sich ein Mensch bekennt – mit dem Herzen! Es ist das, wozu er berufen ist, worin er aufgeht. Die Frage nach der Berufung ist zunächst einmal völlig unabhängig davon, ob man mit der Tätigkeit sein Geld verdient und ob man einen Ausbildungsweg durchlaufen hat, der dafür vorgesehen ist. Und damit stellt sich auch nicht die Frage nach der Profession. Die gesellschaftlichen Vorstellungen von den »Profis« und den »Laien« sind sehr verkürzt und verzerrt. Professionalität wird ganz überwiegend daran festgemacht, ob jemand Geld mit seiner Tätigkeit verdient und ob er gewisse Ausbildungsstandards erfüllt. Leider gibt es aber viele »Profis«, die sich höchst unprofessionell verhalten, weil sie sich nicht mit ganzem Herzen in ihre Berufung investieren und hinter deren Titeln sich wenig Qualität verbirgt. Titel und Fachkompetenzen sind nur dem Schein nach identisch. Andererseits gibt es viele »Laien«, die mit ganzem Herzen ihre Berufung leben, ohne damit Geld zu verdienen, und deren Fachkompetenz durchaus höher ist als die der »Professionellen«, die dieselbe Tätigkeit ausüben.

Der Begriff »Ehrenamt« ist veraltet. Die Einrichtung »Ehrenamt« entstand in der Blüte des Bürgertums, als es sich einige leisten konnten, Ämter zu übernehmen, für die sie kein Geld, dafür aber um so mehr Ehre erhielten. Ehrenämter um der Ehre eines Amtes willen gibt es nach wie vor, und zu Recht belächeln wir es, wenn etwa die Ehrwürdigkeit eines dörflichen Vereinsvorsitzenden allzu stark herausgekehrt wird. »Ehre« zu bekommen ist heutzutage so wenig der Kernsinn unentgeltlicher Tätigkeiten wie ein »Amt« zu haben.

Das Ehrenamt im Gesundheitswesen ist doppelt problematisch: Der Ehrenamtliche darf nichts anfassen, und er darf nicht »angefasst« werden. Er darf nichts anfassen, was den »Profis« vorbehalten ist. Ein Ehrenamtlicher darf ihnen die Arbeit nicht wegnehmen, und er darf nicht in ihre Kompetenzen eingreifen – so qualifiziert er selbst auch sein mag. Das geht zulasten derer, die Hilfe brauchen.

Welchen Sinn kann es zum Beispiel haben, wenn einer Mutter, die sechs Kinder großgezogen hat und ehrenamtlich im Altenheim mitarbeitet, verweigert wird, Bewohnern das Essen zuzuführen, weil sie es als Nicht-Altenpflegerin nicht können darf? Das andere Problem besteht darin, dass man die Ehrenamtlichen nicht »anfassen« darf. Weil sie ihren Dienst ja stets freiwillig tun, sind sie nur schwer auf Verbindlichkeiten festzulegen und zu reglementieren, wo es nötig wäre.

Vor allem für die Generation der hauptsächlichen Verantwortungsträger, die jungen Alten, benötigen wir heute Übergangs- und Mischmodelle, die zwischen herkömmlicher Berufstätigkeit und herkömmlichem Ehrenamt angesiedelt sind. Nur so kann die Herausforderung durch die immer größer werdende Zahl desorientierter alter Menschen in der Zukunft bewältigt werden. Erfreulicherweise gibt es interessante Ansätze dazu.

Betreuungsassistenten

An meinem (Heidrun Mildners) Beispiel von meiner Mutter wurde exemplarisch deutlich, wie wichtig es für die pflegenden Angehörigen ist, nicht allein zu bleiben. Um das zu gewährleisten, hat der Gesetzgeber die ehrenamtliche Ausbildung zur »gerontopsychiatrischen Basisqualifizierung im Umgang mit Menschen mit einer Demenz« eingerichtet. Das kann man auch kürzer sagen: Es handelt sich um die Ausbildung zum Betreuungsassistenten.

Ursula Z. und Stefka P. haben sich auf den Weg gemacht, als Betreuungsassistentinnen Desorientierten und ihren Angehörigen zur Seite zu stehen. Sie geben uns einen kleinen Einblick in ihr Engagement.

Die Angehörigen melden mir zurück, dass sie durch mich Entlastung erfahren. Sie können die Zeit nach ihren Wünschen gestalten, ohne sich Sorgen um ihr desorientiertes Familienmitglied zu machen. Manche Angehörige müssen erst langsam lernen loszulassen, um ihre gewonnene Freizeit zu genießen und auf diese Weise wieder auftanken zu können.

Wenn ich eine neue Begleitung übernommen habe, beobachte ich oft, dass die Angehörigen mich schon nach kurzer Zeit freudig erwar-

ten. Es tut ihnen gut, ein kurzes Gespräch führen und dabei auch ein wenig über Sorgen und Ängste sprechen zu können, bevor sie das Haus verlassen und ich mich um die desorientierte Person kümmere. Ich widme dem Menschen, für den ich jetzt Zeit habe, meine ganze Aufmerksamkeit. Nach ein paar Besuchen werde ich meistens schon mit einem Lächeln begrüßt.

Sobald ich eine neue Begleitung übernommen habe, führe ich zuerst ein Gespräch mit den Angehörigen und lerne den pflegedürftigen Menschen in ihrer Mitte kennen. Dann überlege ich, wie die Begleitung am besten aussehen kann. Ich möchte mich auf ihn einstellen, so wie er es persönlich braucht, seiner Tagesform, seinen Bedürfnissen und Möglichkeiten entsprechend. Wenn er bettlägerig ist, lese ich meist viel vor. Auch dabei achte ich auf sein Bedürfnis: Wenn zum Beispiel jemand die Gewohnheit hatte, beim Frühstück die Tageszeitung zu lesen, wähle ich diese Lektüre. Gern verwende ich auch Musik. Die Töne und Texte wecken Erinnerungen.

Wenn die Person im Rollstuhl sitzt oder selbst noch gehen kann, bin ich natürlich viel mit ihr zu Spaziergängen unterwegs. Bewegung tut gut! Deshalb habe ich auch immer einen weichen Ball dabei, den wir uns zuwerfen oder hin und her rollen können. Oder wir bewegen rhythmisch Tücher zur Musik.

Eigentlich ist alles erlaubt, was der andere noch kann und mag und wozu er vor allem Lust hat. Es macht Spaß, miteinander Reime zu vervollständigen. Gerne setze ich auch eine große Handpuppe ein. Fast immer zaubert sie ein Lächeln auf die Gesichter. Ich kann mich damit auf eine leichte, unbeschwerte Art meinem Gegenüber nähern und mit ihm sprechen, weil er vor allem die Puppe wahrnimmt und ich in den Hintergrund rücke. Die Puppenkleider werden zurechtgezupft, die Haare gerichtet, und manchmal bekommt sie sogar etwas zu essen. Das hellt die Stimmung auf und macht gute Laune.

Gern gehe ich auch auf spontane Wünsche ein. Ich möchte immer vor Augen haben, dass es um das Wohl dieses Menschen geht, und ich möchte die Zeit so schön wie möglich für ihn gestalten.
Ursula Z.

Die Ausbildung hat mich selbst verändert. Ich nehme nicht nur alte Menschen anders wahr und kann sie besser akzeptieren, wie sie sind, sondern ich verhalte mich auch sonst in meinen Beziehungen anders. Ich habe verstanden, wie groß und wichtig das Bedürfnis und Bestreben in uns Menschen ist, wertgeschätzt und geachtet zu werden. Es wirkt sich auf unsere seelische und körperliche Gesundheit aus. Wertschätzung zu erfahren ist für alle Menschen sehr heilsam, und besonders auch für die Alten.

Mir hat die Beschäftigung mit der Vergänglichkeit geholfen, dass ich mehr darüber nachdenke, was mir wichtig ist, und jeden Moment des Lebens noch mehr zu schätzen. Darum bringe ich jetzt auch meiner Familie gegenüber mehr Achtung und Liebe zum Ausdruck.

Ich habe gelernt, die anderen besser zu verstehen. Nur wer versteht, kann richtig helfen. Das bedeutet für mich in der Praxis, nicht anzuklagen und zu fordern, sondern nachzufragen und mit Verständnis zu reagieren. So möchte ich auch mit den Pflegebedürftigen eine echte Beziehung aufbauen und viel Freude mit ihnen teilen. Das macht mich sehr glücklich.

Der Tag von Menschen mit der Diagnose »Demenz« ist eine große Herausforderung. Verändern können wir nur wenig, aber wir können den Tag leichter und heller machen.
Stefka P.

Diese beiden Betreuungsassistentinnen haben eine Methode gelernt und verinnerlicht, die für alle möglichen Formen des Helfens und Begleitens desorientierter Menschen von grundlegender Bedeutung ist. Stefka P. hat das Prinzip auf den Punkt gebracht: »Nur wer versteht, kann richtig helfen.« Darum geht es in der Kommunikationsweise mit Desorientierten, wie sie Naomi Feil (*1932) in den 1960er-Jahren entwickelt hat. Sie hat diese Art des Umgangs »Validation« genannt, was »Stärkung« und »Bestätigung« bedeutet. Diese Entwicklung war eine entscheidende Weichenstellung für die Begleitung und Pflege desorientierter Menschen und für die Psychotherapie mit ihnen. Denn von nun ging es nicht mehr darum, diese Menschen zu korrigieren, einzuschränken und zurechtzubiegen, sondern ihnen mit hoher Wertschätzung, Ehrfurcht vor ihrer Lebenserfahrung, Achtung vor ihrem persönlichen Schicksal und Vertrauen in ihre manchmal ganz verdeckten Kompetenzen zu begegnen.

»Validation ist eine Methode, um mit Menschen zu kommunizieren, deren verbale Fähigkeiten, deren logisches Denken durch die Alzheimer-Erkrankung oder eine andere Demenzform stark eingeschränkt ist«, definiert die amerikanische Sozialarbeiterin Naomi Feil. »Sie beruht auf der Fähigkeit, zuhören und empathisch reagieren zu können.«[54]

In der medizinischen Fachliteratur über die Behandlung Altersdementer wird nur wenig auf das Konzept der Validation verwiesen. Dabei hat sich diese Vorgehensweise in der Pflege und Begleitung desorientierter alter Menschen weit verbreitet – vor allem in der klassischen Form nach Naomi Feil und in einigen daraus abgeleiteten Formen. Außerdem haben mittlerweile etliche Studien die Wirksamkeit von Validation nachgewiesen. Mir scheint es daher unpassend zu sein, die Qualität von Naomi Feils Konzept noch länger infrage zu stellen, was leider immer wieder geschieht. Sie ist eine Pionierin, deren unbestreitbares Verdienst darin besteht, die entscheidende Weiche für den angemessenen Umgang mit altersdementen Menschen gestellt zu haben.

Naomi Feil sind viele gefolgt. Sie ist aber mehr charismatische Praktikerin und Trainerin als Wissenschaftlerin, obwohl sie sich der Herausforderung gestellt hat, ihre Entdeckungen und Methoden wissenschaftlich zu untermauern. Naomi Feil schöpft ihre Theorie vor allem aus psychoanalytischen Ansätzen und bezieht sich dabei insbesondere auf das entwicklungspsychologische Modell von Erik Erikson (1902–1994). Diesem Ansatz nach begegnet der Mensch im Lauf seines Lebens immer neu denselben Fragen, die nach einer Antwort verlangen, und diese kommen erst zur Ruhe, wenn er die Antwort gefunden und gegeben hat. Immerhin weist dieses Modell eine hohe Plausibilität auf, und es wird sicher nicht zu Unrecht bis heute oft für die sozialwissenschaftliche Theorie und Praxis herangezogen.

Viel mehr als eine Technik

Da die Validation nach Feil trotzdem sehr beliebt und verbreitet ist, behaupten einige, dies liege weniger an ihren theoretischen

Grundlagen als an ihrem praktischen Wert. Ob man das bejahen oder verneinen soll, hängt davon ab, wie man diese Aussage versteht. Sofern damit gemeint ist, dass man die Technik der Validation aus ihrem Hintergrund lösen und sinnvoll als Teil der Behandlung von Menschen mit Demenz verwenden kann, ist es zu verneinen. Denn dann wäre die Validation falsch verstanden. Es handelt sich nämlich weniger um eine Technik als um eine Haltung! Allerdings können wir Haltungen trainieren, indem wir Techniken üben. Trotzdem betrifft Validation vor allem unsere Herzenseinstellung und unser Menschenbild. Es kommt entscheidend darauf an, wie ich einen desorientierten alten Menschen, der mir begegnet, sehen *will*: als unbedingt ernst zu nehmende Persönlichkeit, als gleichwertiges Gegenüber auf Augenhöhe, als einzigartiges Individuum, dessen Würde und Freiheit mir heilig ist? Als einen Menschen, der so normal anders ist wie ich selbst – nur eben anders als ich selbst? Der mir nur deshalb so wunderlich und fremd erscheint, weil ich ihn nicht verstehe? Den ich aber, wenn ich auf seine Wellenlänge komme, wenigstens ein bisschen besser verstehen *kann*? Oder sehe ich in ihm ein defektes Auslaufmodell, das eigentlich besser gleich auf den Schrott kommen sollte, weil es nun einmal nicht mehr zu reparieren und gar nicht mehr »up to date« ist, das aber trotzdem noch eine Weile Behandlungsobjekt bleibt, weil man nicht so unmenschlich sein will und darf, es gleich auf den Müll zu befördern?

Gewiss gibt es Abstufungen zwischen den Positionen. Und gewiss gehört es auch zur ganz normalen Alltagserfahrung derer, die den degenerativen Prozess Tag für Tag begleiten, immer wieder an die Grenzen zu kommen und sich insgeheim zu wünschen, so bald wie möglich von der großen Last befreit zu werden. Die Pflege und Begleitung desorientierter alter Menschen findet stets auf einer Wippe statt. Mal neigt sie sich in die Richtung, den Betroffenen nur noch als immer mehr dahinvegetierendes Objekt zu sehen und nicht mehr als Menschen, sondern als lästige lebendige Sache. Dann wieder neigt sie sich in die Richtung, ihn gerade in seiner großen Schwäche und Hilflosigkeit zu lieben, ihm mit hoher Achtung zu begegnen, seine Würde zu schützen und sich in ihn einzufühlen. Die Wippe neigt sich aber von selbst in die Richtung der Entmenschlichung, wenn wir nicht bewusst und willentlich das Gewicht auf die andere Seite legen. Je entschlossener wir das tun, desto weiter entfernen wir uns von der unmenschlichen Alternative. Wenn wir uns weit genug in Richtung Menschlichkeit bewegt haben, wird es leichter: Die unmenschliche Alternative wird uns zuwider und wir rutschen wie von selbst dem Gegenpol zu. Dieser Gegenpol ist identisch mit dem Kern der Validationsmethodik. Dabei handelt es sich um die eingeübte Haltung, die wir einnehmen, nachdem wir uns entschlossen von aller Entmenschlichung und Entwürdigung abgewandt haben. Und das ist ungleich mehr als nur eine Technik der Demenzbehandlung unter vielen.

Bericht aus einer Validationsfortbildung
Eine pensionierte Lehrerin hatte sich zu einem Validationsseminar angemeldet, um sich mehr Wissen und Techniken für den Umgang mit desorientieren alten Menschen anzueignen. Es kam anders, als sie es sich vorgestellt hatte …

Ich meldete mich zur Fortbildung in Validation an, weil ich als frisch pensionierte Lehrerin eine neue Aufgabe suchte. Ich hatte schon begonnen, in einem Altenheim einmal wöchentlich einen Musizierkreis anzubieten. Ich hatte aber nicht damit gerechnet, mit überwiegend desorientierten Bewohnern zu singen, und so fühlte ich mich ziemlich überfordert, mit den Situationen umzugehen. Außerdem betreue ich meinen alten Vater, der in einem Seniorenstift lebt und zusehends gebrechlicher wird. Da wir schon immer ein schwieriges Verhältnis zueinander hatten, wurde ich immer ratloser, wie ich mit ihm umgehen sollte.

Von der Fortbildung erwartete ich, Informationen zu dem Thema Demenz zu erhalten und einen angemessenen Umgang damit zu lernen. Aber schon in der ersten Sitzung gab es eine Überraschung für mich. Die Leiterin sagte, dass wir alle, der ganze Kreis von 20 Teilnehmern, der sich aus Pflegekräften, Angehörigen und ehrenamtlichen Mitarbeitern in der Altenbetreuung zusammensetzte, hier und heute eine Entscheidung treffen müssten: Seien wir bereit, validierend, das heißt wertschätzend, mit den alten Menschen, die wir betreuen, umzugehen? Schon in dieser ersten Stunde wurde mir klar, dass es bei dieser Fort-

bildung nicht nur um Informationsweitergabe ging, sondern um die Erkenntnis, dass Validation keine Methode, sondern eine Lebenseinstellung ist. Es geht um eine Einstellung des Herzens, die Demenz nicht als Krankheit, sondern als Lebensprozess sieht, der mit dem Altwerden einhergeht. Dazu passt der Satz: »Was dem Herzen guttut, das tut dem Geist gut.« Mir wurde bewusst, dass es bei diesem Thema auch um mich geht, um meinen Umgang mit dem Thema unter der Frage, wie ich selbst alt werden möchte. Was habe ich für Vorstellungen, wie mit mir umgegangen werden sollte, wenn ich alt und möglicherweise desorientiert werde?

Zur Validation gehört die Empathie, die wertschätzende Begegnung mit anderen Menschen. Ich muss bereit sein, den anderen in seinem »So-Sein« zu begleiten. Dabei wurde mir auch der Unterschied zwischen Empathie und Sympathie deutlich. Sympathie und Antipathie werten und urteilen, Empathie beobachtet und nimmt den Menschen wahr, wie er ist. Wenn ich einfühlsam mit desorientierten Menschen umgehe, dann sehe ich ihre Welt als gültig an; ich tauche in die Welt des anderen ein. Damit wird die Würde des alten Menschen erhalten oder wiederentdeckt.

Rogers' Prinzip der Gesprächsführung für desorientierte alte Menschen

Für Feils Ansatz stehen nicht nur psychoanalytische Modelle Pate, sondern er ist vor allem auch von der personenzentrierten Gesprächsführung nach Carl R. Rogers (1902–1987) geprägt. Etwas verkürzend, aber durchaus richtig könnte man sagen: Validation ist personenzentrierte Gesprächsführung nach Rogers, die auf desorientierte alte Menschen angewandt wird. Es gibt drei Grundprinzipien der personenzentrierten Gesprächsführung: Das erste Prinzip beinhaltet unbedingte Wertschätzung, Achtung, Respekt, Takt und aktiven Schutz der Würde des anderen. Beim zweiten Prinzip geht es um Empathie im Sinne von Einfühlung, Einstimmung in die Perspektive des anderen und Hineindenken in die Gedankenwelt des anderen, um nicht zu erklären, sondern zu verstehen. Im dritten Prinzip werden Punkte berücksichtigt wie Echtheit als authentische Zuwendung aus dem Herzen heraus, Begegnung auf Augenhöhe, Achtsamkeit gegenüber den eigenen Bedürfnissen, Ehrlichkeit,

Fassadenlosigkeit und radikaler Verzicht auf ein arrogantes Bessersein, Besserwissen und Besserkönnen.

Wertschätzung und Empathie kann man als reine Technik einsetzen, etwa um erfolgreiche Verkaufsgespräche zu führen. Echtheit hingegen kann keine Technik sein, das wäre ein Widerspruch in sich selbst. Echtheit bedeutet, dass Wertschätzung und Empathie mit dem Herzen gewollt sind und aus dem Herzen kommen – nicht um des Behandlungserfolgs willen, sondern um des Menschen und der Menschlichkeit willen! Darum geht es in der Validation.

Wer einem desorientierten Menschen mit Achtung begegnet, lügt ihn nicht an. Auch die scheinbar barmherzige Lüge ist eingeschlossen. »Wenn eine Patientin nach ihrer Mutter verlangt, darf man ihr nicht sagen, dass diese in wenigen Minuten da ist«, mahnt Naomi Feil. »Denn tief in ihrem Innern weiß sie, dass ihre Mutter tot ist.«[55] Feils Menschenbild ist wie das von Carl Rogers humanistisch. Das bedeutet, dass der Würde, Autonomie und dem Potenzial des Einzelnen sehr viel zugetraut wird, gute und eigene Wege zu finden und zu gehen. Die humanistische Psychologie glaubt daran, dass die mentalen Fähigkeiten eines Menschen, der äußerlich gesehen sehr schwach und eingeschränkt ist, größer sind als das, was äußerlich zu sehen ist. Damit meint sie nicht nur die Intelligenz, sondern auch den Geist.

Aber wenn man nicht lügen soll – wie kann man dann auf eine solche Frage wie oben gestellt antworten? Naomi Feil gibt ein Beispiel: »Wenn eine alte Dame sagt: ›Ich muss meine Mutter treffen‹, sagen Sie: ›Sie müssen Ihre Mutter treffen?‹ Dabei versuchen Sie, die gleichen Emotionen zu empfinden wie diese Patientin in diesem Moment.«[56] Es wird also nicht *hinter*fragt, sondern vorurteilslos gefragt, um verstehen zu können, was so seltsam und fremd erscheint. Und das aus dem einfachen Grund, weil das Gegenüber ernst genommen wird!

Die humanistische Psychologie glaubt nicht an den Menschen ohne Geist – den De-menten. Validationsanwender meiden darum das Wort »Demenz« und ersetzen es durch »Desorientierung«. Die Zielgruppe der Validationsanwender sind Naomi Feil zufolge alte Menschen, die

- ein erstarrtes und eingeschränktes Verhaltensrepertoire zeigen,

- an Rollenmustern der Vergangenheit festhalten,
- mit unbewältigten Gefühlen kämpfen,
- sich aus der Gegenwart in die Vergangenheit zurückziehen, um nicht in der Gegenwart unterzugehen,
- eine starke Einschränkung wichtiger Leistungen des Denkens erleiden und
- Emotionen nicht mehr selbst steuern und sinnvoll verarbeiten können.

Das alles sind zwar geistige Probleme, aber keineswegs Anzeichen dafür, dass der Geist gar nicht vorhanden ist.

Zwei weitere Beispiele aus der Angehörigenberatung
Manchmal ist es nicht so einfach, desorientierten Personen gegenüber ehrlich zu sein. Aber es lohnt sich. Den Mut dazu finden wir, wenn wir es uns in solchen Situationen gönnen, empathisch nachzudenken: Welches Bedürfnis hätte ich jetzt wohl an ihrer Stelle? Wollte ich angelogen werden? Ich (Heidrun Mildner) möchte von zwei ermutigenden Beispielen aus meiner Beratungspraxis erzählen.

Frau Hai erzählte mir von ihrem schlechten Gewissen, das sie hatte, seit die Mutter im Pflegeheim war. Sie hatte der Mutter schließlich versprochen, dass sie zu Hause bleiben könne. Frau Hai konnte nun nicht mehr schlafen und wusste nicht, was sie machen sollte. Es stellte sich heraus, dass sie jedes Mal, ohne »Auf Wiedersehen« zu sagen, das Heim verließ, wenn sie ihre Mutter besucht hatte. Das wurde ihr geraten, weil die Mutter den Abschied nicht wollte und zu weinen begann – und es der Tochter dann ebenso erging.

Auf die Frage, wie sie selbst reagieren würde, wenn ihre Tochter nach einem Besuch einfach verschwinden würde, kam die Antwort zügig: »Ich würde misstrauisch werden.« Frau Hai wurde klar, dass sie ihre Strategie nicht beibehalten wollte. Wir gingen der Traurigkeit der Mutter nach, fassten sie in Worte und überlegten einen Weg, damit umzugehen. Beim nächsten Besuch wollte sie die Traurigkeit ansprechen und der Mutter sagen, wie sie selbst empfand. Sie wollte Tränen, die dann fließen würden, akzeptieren und sich darauf freuen, in zwei Tagen wiederzukommen.

Wochen später traf ich Frau Hai wieder. »Das war das einzig Richtige! Ich habe mich jedes Mal von meiner Mutter verabschiedet. Es war nicht einfach, aber ich kann wieder schlafen. Als ich den Mitarbeiterinnen meine neue Methode mitteilte, sagten sie, dass sie das auch besser fänden. Sie hätten sich jedoch nicht getraut, es mir zu sagen.«

Herr Jotka war urlaubsreif. Er wollte für drei Wochen verreisen. Seine Ehegattin lebte schon seit einigen Monaten im Pflegeheim und sprach nicht mehr. Er besuchte sie täglich, saß an ihrem Bett, sprach sie an, bekam aber keine Antwort. Mitarbeiter rieten ihm, nichts zu sagen und einfach wegzufahren, weil die Frau es nicht verstehen würde.

Herr Jotka kam in die Beratung. Wir kannten uns schon einige Zeit. Obwohl er daran zweifelte, dass seine Frau es noch aufnehmen konnte, ging es ihm nicht gut mit dem Gedanken, einfach abzureisen, ohne ihr etwas zu sagen. Ihm wurde klar, dass er sich selbst wünschen würde, informiert zu sein, wenn er in der Lage seiner Frau wäre. Immerhin hob seine Frau zum Abschied immer ihre Hand. Vielleicht würde sie es doch verstehen?

Er teilte ihr also mit, dass er Erholung brauche und in drei Wochen zurück sei. Das kostete ihn einige Überwindung.

Nach dem Urlaub war er sehr aufgeregt, als er wieder in ihr Zimmer trat. »Gut, dass du wieder da bist«, sagte seine Frau mit klarer Stimme. Er traute seinen Ohren nicht: Sie sprach wieder!

Achtung, Empathie und Liebe

Humanistische Psychologen wie Naomi Feil glauben, dass die Wahrheit wie nach einem Erdbeben verschüttet sein kann, aber dass sie unter den Trümmern lebendig bleibt. Den Spürsinn, seine Wahrheit wiederzuentdecken, hat der Einzelne selbst, sein Gesprächspartner kann ihn nur auf der Suche unterstützen, ihm aber nicht die Wahrheit geben. Er kann von seiner eigenen Wahrheit reden und es mag sein, dass dem anderen dadurch geholfen ist, sich selbst seiner Wahrheit zu erinnern und ihr näher zu kommen, aber er kann seine eigene Wahrheit nicht an die Stelle der Wahrheit des anderen setzen. Naomi Feil nennt den Spürsinn eines Menschen für die verborgene Wahrheit in sich selbst »das innere Auge«. Weil der desorientierte alte Mensch mit dem »inneren Auge« sieht, nimmt er die gut gemeinte Lüge wahr und zieht sich zurück.

Was bedeutet nun Empathie im Alltag mit desorientierten Menschen genau? Empathie hat mit meiner Einstellung zum anderen und meiner Haltung dem anderen gegenüber zu tun: Ich akzeptiere den anderen in seinem Anderssein, so fremd oder »verrückt« mir das auch zu sein scheint. Ich erlaube ihm nicht nur, so zu sein, wie er eben ist, sondern ich bestärke ihn darin. Ich entwerte den Ausdruck seiner Persönlichkeit nicht durch mein negatives Urteil, sondern ich erkläre ihn für gültig – seine Erscheinungsweise hat dieselbe Berechtigung wie meine. Ich sage nicht: »Das ist gut, das ist besser, das ist schlecht, das hast du gut gemacht, dafür lobe ich dich, dafür gebe ich dir meine Anerkennung, dafür kritisiere ich dich oder Ähnliches.« Sondern ich erkenne an, dass es für ihn stimmen mag: »Es hat etwas mit deiner Persönlichkeit zu tun, dass du dich so gibst. Es geht um dich. Es geht um deine Würde. Ich mache mich auf den Weg zu dir. Es ist dein Leben. Ich will dich kennenlernen, dich mit deinen 70, 80, 90 Jahren. Ich weiß ja gar nicht, wie das ist, wenn man so alt geworden ist. Ich will von dir lernen, statt deine Sichtweise zu bewerten. Ich will empathisch sein. Ich will dir dienen.«

Empathie heißt für mich, dass ich den Sinn, den der andere für sich entdeckt, nicht infrage stelle. Ich möchte ihn begleiten, damit er seine Würde wahren und wiedererlangen kann – auch noch im sehr hohen Alter.

Der Grund der Empathie ist die Liebe. Der Apostel Paulus sagt: »Die Liebe Gottes ist ausgegossen in unsere Herzen« (Römer 5,5). Johannes sagt: »Gott ist die Liebe; und wer in der Liebe bleibt, der bleibt in Gott und Gott in ihm« (1. Johannes 4,16). »Liebe deinen Nächsten wie dich selbst«, fordert uns Jesus auf (Lukas 10,27). Es geht um die Liebe. Es geht darum, in der Liebe tätig zu werden. Es geht um die Lebenseinstellung. Es geht um mich und um dich. Es geht um Gott. Die Liebe Gottes ist in Jesus Christus zu uns gekommen. Wer kann deuten, wie diese Liebe zu verstehen ist? Jeder kann das! Jeder auf seine Weise.

Miteinander unterwegs zu sein heißt: miteinander Liebe zu lernen. Von dem, der die Liebe ist, in Freude und Leid, durch Höhen und Tiefen. Die Liebe will gesucht, gefunden und weitergegeben werden. Die Liebe ist der Grund und das Wesen der Validation. Die Liebe fragt: Wo bist du? Sie sucht den anderen dort, wo er sich wirklich befindet. Sie sucht ihn dort auf. Sie versteht ihn so, wie er selbst verstanden sein will.

Liebe ist ein großes Wort, und sie will konkret werden. Darum scheut sie sich nicht, hilfreiche Techniken zu lernen und einzusetzen. Diese Techniken dienen der Liebe, bahnen ihr den Weg, transportieren sie zum Gegenüber. Es sind Techniken der verbalen und nonverbalen Gesprächsführung, der Zentrierung, um ganz und gar unabgelenkt beim Gegenüber sein zu können. Auch gehören dazu Techniken des Wahrnehmens, des spiegelnden Wiederholens, der Körpersprache und des Fragens. In allem geht es darum, Vertrauen aufzubauen. Dann kann der totale Rückzug des Desorientierten verhindert werden. Dann steigt die Lebensqualität wieder. Dann kommt heraus, was dieser Person am besten tut. Dann können Psychopharmaka reduziert werden. Dann kann Begleitung bis zuletzt stattfinden.

Gefühle bestätigen und verstehen

Naomi Feil zufolge bringen hochbetagte Menschen vor allem drei Bedürfnisse zum Ausdruck: Sie möchten sich erstens von anderen angenommen und geliebt wissen, sie möchten zweitens das Gefühl haben, dass sie noch gebraucht werden und dass sie etwas leisten können, und sie möchten drittens ihre Gefühle auch ganz spontan ausdrücken können und sich sicher sein, dass andere ihnen zuhören.[57] Kleine Kinder können noch nicht sagen, wo es wehtut. Desorientierte alte Menschen können es nicht mehr. Wir tun uns mit dem Verstehen kleiner Kinder ebenso schwer wie mit dem Verstehen wunderlicher alter Menschen.

Kleine Kinder brauchen empathische Mütter und Väter, die den Schmerz und den Kummer nachempfinden können. Desorientierte alte Menschen brauchen empathische Begleiter, die dasselbe tun. Kein Erwachsener weiß wirklich, wie ein Kind fühlt und denkt. Unser Gehirn verlernt zu viel davon, wenn es in die Jahre kommt. Erst recht weiß kein Erwachsener der jüngeren oder mittleren Lebensphase, wie ein sehr alter Mensch fühlt und denkt. »Niemand von uns ist schon sehr alt gewesen«, gibt Naomi Feil zu bedenken.

»Es ist schwierig, in den Rollstuhl eines 90-Jährigen zu schlüpfen, der mit der Faust schlägt, schlecht sieht und hört, sich kaum bewegen oder an seinen Namen erinnern kann und ganz sicher nicht an unseren. Es ist schwierig, sich in seinem Rhythmus zu bewegen und mit seinen Augen zu sehen.«[58] Es ist schwierig, aber nicht unmöglich. Wir können methodische Zugänge finden und uns üben. Darum geht es in der Validation.

Nach Feil empfinden Desorientierte oft Wut oder Angst. Das Problem sei dabei, dass sie nicht mehr erklären könnten, warum dies der Fall sei. Die Validationsmethode helfe den Betroffenen, diese Gefühle für sich zu klären und gleichzeitig ruhiger zu werden.[59] Die verbale Kommunikation mit desorientierten alten Menschen ist eingeschränkt, und je länger die Krankheit andauert, desto schwieriger wird die Verständigung. Nicht aber die emotionale Kommunikation. »Eine alte Frau wiegt sich, um ihre Mutter zurückzuholen«, erläutert Feil, »Bewegung erzeugt Gefühle.«[60]

Die Gefühle sind noch da, wenn Sprache und Verstand schon versagen. Sie sind der Einstieg in das immer mehr verschlossene Innenleben der Betroffenen. Es kommt nur darauf an, dass wir diesen Einstieg finden und ihn nutzen, um mitzuempfinden und zu verstehen. Auch das ist eine Parallele zwischen kleinen Kindern und desorientierten Alten: Die Kinder kommunizieren ebenfalls sehr stark durch Gefühlsäußerungen und, solange ihnen die sprachlichen und rationalen Möglichkeiten noch nicht zur Verfügung stehen, auf diese Art viel mehr als durch Worte. Wer kleinen Kindern gerecht werden will, darf ihnen diese Gefühle nicht verbieten oder ausreden, sondern er muss sie mitvollziehen und angemessen deuten, welche ungestillten Bedürfnisse sich darin ausdrücken. Das ist bei desorientierten alten Menschen nicht anders. Ihre Gefühle lügen nicht – sie wollen nur verstanden werden. Validation meint: Die authentischen Gefühle dieser Menschen werden bestätigt, ebenso das empathische Bemühen darum, in ihrem Interesse deuten zu können, was diese Gefühle sagen.

Die Parallelen zwischen desorientierten Alten und kleinen Kindern sind kein Zufall: »Desorientierung ist Regression«[61], fasst Feil zusammen. »Regression« ist der tiefenpsychologische Fachbegriff dafür, wenn Menschen in kindliche Muster des Denkens und Verhaltens zurückkehren. Naomi Feil erklärt:

> »Sie lernen in Validationskursen, ihre eigenen Gefühle für die Dauer des Gesprächs wegzuschieben. Sie lassen sich ganz auf die Patientin ein, betrachten sie genau, Sie sehen in ihre Augen, hören auf ihre Stimme. Wenn Sie jemanden aus nächster Nähe betrachten, können Sie dessen Gefühle nachempfinden. Wenn die Patientin zum Beispiel ängstlich ist, wird ihr Herz anfangen, schneller zu schlagen. Dann fragen Sie: ›Sie haben gerade große Angst, oder?‹ Damit haben Sie eine gemeinsame Ebene mit der Patientin hergestellt, Sie kommunizieren. Dann kommt oft alles heraus, Sie werden zum Stellvertreter, bleiben aber trotzdem Sie selbst. Den Patienten hilft das enorm, weil sie sich auf einer tiefen Bewusstseinsebene verstanden fühlen. Wird einfühlsam zugehört, verschwinden oft Wut, Angst und Aggression, weil die zugrundeliegende Situation erfolgreich bearbeitet werden konnte.«[62]

Desorientierten alten Menschen geht es nicht anders als uns selbst, wenn wir den Eindruck haben, dass jemand unsere Gefühle ernst nimmt und nachvollzieht, wie sie zustande kommen. So wächst Vertrauen zwischen uns und unserem Gesprächspartner. Unser Inneres wird nicht von fremden Besserwissern ausgeleuchtet, sondern wir erfahren Freundschaft: ehrliche Teilnahme an dem, was uns wirklich bewegt, ohne dafür bewertet zu werden. Unsere Persönlichkeit wird tatsächlich wertgeschätzt und bestätigt. Nichts tröstet und stärkt unser Selbstwertgefühl so sehr wie diese Erfahrung. Genau dasselbe Bedürfnis haben auch desorientierte alte Menschen.

Ein Beispiel aus dem Pflegealltag
Im fortgeschrittenen Stadium der Alzheimerdemenz ist die Kommunikation außerordentlich erschwert. Eine Altenpflegerin gibt an einem Beispiel Einblick in die tägliche Herausforderung.

Frau Abe ist schon seit langer Zeit bettlägerig. Zeitweise kommuniziert sie nur noch über das Wort »Aua« mit ihrem Umfeld. Ich habe heraus-

gefunden, dass sie es auf vier verschiedene Arten verwendet. Erstens kann es bedeuten: »Es tut mir etwas weh.« Ich frage dann: »Haben Sie Schmerzen im Bauch?« – »Aua.« Wenn ich ihr anbiete, meine warme Hand oder eine Wärmflasche auf ihren Bauch zu legen, antwortet sie sogar mit einem klaren Ja oder Nein.

Zweitens kann es heißen: »Lasst mich nicht allein!« Sie sagt oft »Aua«, wenn sie sich einsam fühlt und Angst hat. Dann hilft es schon, wenn ihr jemand sagt: »Ich bin hier, Sie sind nicht allein.« Wenn ich ihre Hand halte oder über die Wange streichle, beruhigt sie sich noch leichter.

Drittens bedeutet es manchmal: »Ich weiß nicht, wie ich das, was um mich herum geschieht, einschätzen soll. Ich fühle mich damit sehr unwohl.« Das tritt zum Beispiel bei der Körperpflege auf, wenn ich das Oberbett herunternehme und ihr das Nachthemd ausziehe oder wenn sie friert. Dann hilft es, wenn ich ihr jeden Handgriff erkläre und ihr Mut zuspreche.

Aber auch positive Gefühle drückt sie mit »Aua« aus und will damit sagen: »Aua, ist das schön!« Das ist der Fall, wenn ich ihr zum Beispiel den Rücken massiere oder sie eincreme.

Ihr Ehemann war schon ziemlich verzweifelt über die ständigen Aua-Rufe. Er konnte viel besser mit der Situation umgehen, nachdem ich ihm diese vier Varianten erklärt hatte. Ich bin froh, dass wir der Versuchung widerstanden haben, Frau Abe einfach eine verstärkte Medikamentendosis zu verabreichen. Mit aufmerksamer Beobachtung und Zuwendung konnten wir ihr viel besser helfen.

Symbole wahrnehmen und verstehen

Jeder Mensch ist ein Individuum. Übersetzt bedeutet dieses Fremdwort: Jeder Mensch ist »ein unteilbares Ganzes«. Wir haben unsere Lebensthemen, die uns auch im hohen Alter nicht abhandenkommen. Wir gehen dann nur anders damit um. Oft sind wir uns dieser Themen nicht bewusst, dennoch bearbeiten wir sie ständig.

Der ausschlaggebende Anlass, warum Naomi Feil die Methodik der Validation entwickelte, war eine Begegnung mit einem desorientierten alten Mann, den sie betreute. Da ging ihr der Zusammenhang zwischen dem aktuellen Verhalten und dem Lebensthema auf.

Sie arbeitete damals in dem Pflegeheim, das ihr Vater leitete, in dem ihre Mutter Sozialarbeiterin war und in dem sie selbst groß geworden war. Sie beschreibt diese Begegnung so:

> »Ich traf auf einen Mann, einen Alzheimer-Patienten, der meinen Vater beschuldigte, von ihm im Keller des Heims kastriert worden zu sein. Ich versuchte sämtliche Methoden, die ich gelernt hatte, um zu diesem Mann durchzudringen. [...] Nichts hat funktioniert. Der Mann wurde immer zorniger, immer lauter, immer aggressiver. In Gesprächen mit seiner Familie fand ich heraus, dass dieser Mann als Kind fast täglich von seinem aggressiven Vater zur Strafe auf den Dachboden gesperrt worden war, völlig grundlos. Der Patient war sein Leben lang ein ruhiger, zurückhaltender Mann gewesen. Erst im letzten Stadium seiner Alzheimer-Erkrankung kam diese Erinnerung wieder zutage. Der Mann konnte nicht mehr logisch denken, er lebte nicht mehr im Hier und Jetzt. Seine Wut und Angst fanden ein Ventil in der Beschuldigung meines Vaters. Mein Vater war als Leiter des Heims zum Stellvertreter seines Vaters geworden.«[63]

Naomi Feil kommentiert ihr weiteres Vorgehen:

> »Ich begann, den kranken alten Menschen zuzuhören. [...] Ich fand heraus, wie weise diese Menschen waren und dass es immer einen Grund für ihr Verhalten gab. Viele Patienten gehen in die Vergangenheit zurück, um unerledigte Angelegenheiten zu durchleben. Wir müssen ihnen dabei helfen, diese zu bearbeiten und abzulegen.«[64]

Weil das Kurzzeitgedächtnis zunehmend verloren geht und im Langzeitgedächtnis einige Themen abgespeichert sind, die noch weiter bearbeitet werden wollen, entsteht bei alten desorientierten Menschen sozusagen ein direkter Draht aus der Gegenwart in die Vergangenheit: Erlebnisinhalte aus der Vergangenheit werden in die Gegenwart hineingeholt, so als wären sie selbst gegenwärtig. Die Gegenwart wandelt sich zur Bühne, um ein altes Thema zu inszenieren. »Für einen Alzheimer-Patienten kann dann die Pflegeperson, der Arzt, die Tochter, der Enkel die Funktion des Stellvertreters einnehmen«, sagt Naomi Feil. »Er oder sie können zu Mutter oder Vater werden, oder – das bemerken wir bei ehemaligen Gefangenen aus Konzentrationslagern – zum KZ-Aufseher.«[65]

Was wird auf der inneren Bühne dieses alten Menschen tatsächlich gespielt? Wir sehen nur das Äußere: Handlungen, Bewegungen, verbale Äußerungen und Emotionen, die gar nicht in den Rahmen der Gegenwart passen wollen. Validation versucht, vorurteilslos das Thema herauszuspüren und zu bestätigen. Dann kann es oft auch wieder die Verschlüsselung im Symbol ablegen und offen zur Sprache kommen.

Ein Beispiel aus der Klinikseelsorge

Menschen am Ende ihres Lebens erfahren, dass ihre sprachlichen Ausdrucksmöglichkeiten äußerst eingeschränkt sind und dass sie alle geistige Kraft dafür aufwenden müssen, die letzten Kräfte für den letzten Weg zu sammeln. Ich (Hans-Arved Willberg) weiß aus der Begleitung Sterbender während der Zeit, als ich Krankenhausseelsorger war, dass Menschen in diesem Grenz- und Übergangsbereich Botschaften, ungelöste Fragen und Bedürfnisse oft nur noch in symbolhaften Formulierungen und Handlungen vermitteln. Die Begleiter sind dann herausgefordert, solche Äußerungen recht zu deuten.

Frau Efge bittet, ein katholischer Seelsorger möge zu ihrer 90-jährigen Mutter kommen, um ihr die Kommunion oder die Krankensalbung zu spenden. Da meine katholische Kollegin gerade nicht im Haus ist, suche ich die Patientin auf, um mir ein Bild von der Lage machen zu können. Die Schwester auf der Station sagt, dass es der Patientin schwankend gehe und sie »keine Lust mehr« habe. Sie wolle auch nicht essen. Verwirrt sei sie nicht.

Die 90-Jährige macht einen sehr müden Eindruck, als ich sie besuche. Aber wir können miteinander reden. Ich stelle mich vor und teile ihr zunächst mit, warum ich gekommen bin. Ich bin nicht sicher, ob sie richtig versteht, wovon ich spreche. Im Folgenden versucht sie mit mehreren Anläufen, mir etwas klarzumachen. Weil sie so schwach und ihr Mund so trocken ist, kommen die Worte zunächst nur schwer ver-

ständlich heraus. Als sie etwas getrunken hat, geht es besser. Schließlich wird es klar, was sie meint: Ich solle auf der Station des Pflegeheims, aus dem sie kommt, fragen, wann sie abgeholt wird. Ich gebe zur Antwort, dass dies wohl noch nicht so bald der Fall sein könne, wie mir die Schwester gesagt habe; sie sei im Augenblick noch zu schwach dazu. Zu meiner Verwunderung geht die Patientin nicht darauf ein. Sie fühlt sich offenbar wieder nicht verstanden, aber ich weiß nicht, warum. Sie schließt die Augen und gibt ihre Bemühungen auf.

Als ich das Zimmer verlassen habe, bewegt mich nur dieses eine Thema des Gesprächs: »Wann werde ich abgeholt?« Eine Frage, die beziehungslos in der Luft zu hängen scheint. Warum ging sie wohl nicht auf meine Antwort ein? Wahrscheinlich, weil sie von einem ganz anderen Abholen sprach.

Die Bearbeitung der Lebensgeschichte

Unsere Lebenswanderung führt durch Höhen und Tiefen, durch Sinn und Unsinn, und wir schreiben dabei durch unsere Entscheidungen, die wir auf diesem Weg treffen, unsere eigene Lebensgeschichte. Ich kann die Lebensgeschichte eines anderen Menschen nicht nachvollziehen, wenn ich sie bewerte. Wenn ich mich aber der Bewertung enthalte, dann kann ich mich auf die Geschichte des anderen einlassen. Ich taste seine Würde nicht an. Ich bleibe empathisch und validiere ihn. Ich habe mich entschlossen, mein Verhalten ihm gegenüber nicht von Sympathie oder Antipathie bestimmen zu lassen. In jedem neuen Moment der Begegnung entscheide ich mich dafür, nicht zu urteilen. Dafür werde ich mit Vertrauen belohnt. Ich darf an seiner Lebensgeschichte teilnehmen. Er nimmt mich mit in sein Boot und gewährt mir Zutritt in sein Innenleben.

Es dürfte jedem einleuchten, worauf Naomi Feils Gewährsmann Erik Erikson besonders hingewiesen hat: Die Erfahrungen unserer Kindheit prägen entscheidend unser Bild vom Leben, und die Lebensthemen unserer Kindheit wollen im Lauf unserer Persönlichkeitsentwicklung immer wieder neu und weiter bearbeitet werden. Hinzu kommen die Verwerfungen der späteren Jahre, die unverarbeitet geblieben sind: die Krisen, Enttäuschungen, Traumata und Verluste. All das will heilen, fragt nach Antwort und Sinn, sucht nach Frieden. Naomi Feil sagt nichts anderes, als dass dieser Prozess im hohen Alter nicht aufhört, dass er aber seinen Charakter verändern kann: Je brüchiger die Schnittstellen zur Außenwelt werden, desto mehr verlagert sich dieser Vorgang in die Innenwelt.

Das Ziel des Prozesses ist die Integrität. Dieses Wort meint ursprünglich den Zustand der Unversehrtheit, nicht zuletzt im Sinne der Vollständigkeit: Nichts fehlt mehr. Unser Leben strebt auf Integrität zu. Und wenn wir Integrität gefunden haben, dann haben wir auch einen Sinn gefunden. Wir können unser Leben erst abschließen, wenn es ein geschlossenes Ganzes geworden ist. Es will vollendet sein. Solange unbeantwortete existenzielle Fragen in uns sind, bleiben wir unruhig. Den Prozess hin zur Integrität nennen wir Integration: Das ist unser Weg zu uns selbst, zur Umwelt und zu Gott – der Weg zum Frieden. Im hohen Alter sucht der Mensch die letzten Puzzlesteine seines Lebensbildes.

Der Integrationsprozess ist weder geradlinig und homogen, noch ist vorhersagbar, dass er gelingt. Aber er ist jedenfalls das übergreifende Thema der Persönlichkeitsentwicklung. Und darum hat Naomi Feil recht, wenn sie davon ausgeht, dass er auch das Leitmotiv der emotionalen und symbolhaften Äußerungen desorientierter alter Menschen ist. Und dass sie sich verstanden und gestärkt fühlen, wenn wir ihr Lebensthema dahinter wahrnehmen und bestätigen.

Problematisch wird der Integrationsprozess dadurch, dass der Mensch von manchen Vorstellungen über sich selbst, über die anderen und über das Leben an sich geprägt ist, die der Realität nicht entsprechen. Wir idealisieren Phantome und verdrängen die Wirklichkeit. Außerdem halten wir an Unerfüllbarem fest und verschließen uns den Tatsachen. Aber die Wirklichkeit lässt uns keine Ruhe. Sie klopft ständig neu bei uns an, und wenn wir sie verjagen, sucht sie sich einen neuen Zugang in unser Bewusstsein. Je mehr uns die Kräfte und das Verhaltensrepertoire verloren gehen, womit wir uns bislang erfolgreich gegen die Wirklichkeit abgedichtet haben, desto mehr gelangt sie durch die Ritzen und Lecks unseres Bewusstseins in uns hinein. Das geschieht meist in der Gestalt unkontrollierter Gefühle. Wir mögen die Wirklichkeit für lästig halten und versuchen, uns immer mehr gegen sie zu verbarrikadieren, aber in Wahrheit brauchen wir sie ganz dringend. Denn zur Integrität gelangen wir nur, wenn wir die Wirklichkeit erkennen und bejahen.

Dieser beschriebene Vorgang hat zwei Seiten: Gesund ist auf jeden Fall die Suche nach den letzten Puzzleteilen, doch krank ist die Abwehr gegen die Wirklichkeit. Es kann sein, dass wir das Kranke überwinden, indem wir auf unserer Suche nach Integrität immer ehrlicher und realistischer werden. Es kann aber auch sein, dass dieses Kranke überwiegt und den Integrationsprozess aufhält oder gar verhindert. Im hohen Alter kann sich das darin niederschlagen, dass sich ein Mensch der Wirklichkeit noch mehr entzieht als bisher. Dadurch verliert er natürlich auch noch mehr als bisher den Kontakt ins Hier und Heute und ist kommunikativ kaum noch zu erreichen. Es liegt nahe, ihn dann als »dement« zu bezeichnen. Auf der anderen Seite klammert er sich an seine unrealistischen Idealisierungen: Zum Beispiel bleibt er in Rollenmustern, die ihm einmal Halt gegeben haben, nun aber gar nicht mehr zu seiner realen Lage passen. Manche »sehr alten Menschen müssen an ihren Berufen festhalten, sie haben sonst nichts zu tun«, schreibt Feil. »Sie sind darin eingesperrt, weil sie nur den einen Schlüssel besitzen.«[66] Oder ein desorientierter Mensch sucht den Halt wieder neu bei seiner längst verstorbenen Mutter.

Naomi Feil zufolge endet die Regression in die Innenwelt im Elend, wenn desorientierte alte Menschen sich dem Integrationsprozess nicht gestellt haben und zuletzt ohne helfende Ansprache von außen bleiben: »Sie brauchen jemanden, der ihnen zuhört, der ihre Gefühle bestätigt. Sonst ziehen sie sich in das Vegetieren zurück.«[67]

Weitere Beispiele aus dem Pflegealltag

Wenn wir die Wellenlänge des desorientierten alten Menschen erreichen, kann sich hinter seiner zunächst unverständlichen Äußerung ein ungestilltes Bedürfnis auftun, zum Beispiel die tiefe Sehnsucht nach mütterlicher Geborgenheit. Ich (Heidrun Mildner) möchte Sie im Folgenden an einer solchen Begegnung teilhaben lassen.

Ich begegnete Frau Elem im Pflegezentrum, wo ich im Besuchsdienst arbeitete. Ich hatte Feierabend, verabschiedete mich und hörte sie sagen: »Ich habe meinen Schlüssel für zu Hause nicht.« Frau Elem stand auf dem Flur vor ihrer Zimmertür. Eine Mitarbeiterin verschwand gerade in einem anderen Zimmer und antwortete im Vorübergehen sachlich korrekt: »Sie brauchen Ihren Schlüssel nicht, Sie sind hier zu Hause, ich komme gleich zu Ihnen!« Frau Elem ließ nicht locker. Doch wieder kam die Antwort aus dem Zimmer: »Sie brauchen keinen Schlüssel, Sie sind hier zu Hause, ich komme gleich.«

Nach dem dritten Mal traf ich die Entscheidung, mich Frau Elem zuzuwenden. »Sie haben Ihren Schlüssel nicht?«, wiederholte ich. »Wie sind Sie ins Haus gekommen, wenn Sie keinen Schlüssel hatten?« – »Da war ein Fenster, das war auf kipp, da hatten wir einen Schlüssel.« – »Da war der Schlüssel. Was war das Beste in Ihrem Haus?« – »Mein Zimmer.« – »Ihr Zimmer war das Beste. Wie sah es in Ihrem Zimmer aus?« – »In dem Zimmer stand mein Bett da in der Ecke.« Frau Elem wies mit ihrer Hand zur linken Seite ihres jetzigen Zimmers und trat durch die Tür. »Wissen Sie, das war so gemütlich, wenn ich mich in das Bett gekuschelt habe und meine Mutter da war, dann fühlte ich mich so geborgen.« Frau Elem setzte sich auf ihr Bett und ich ging vor ihr in die Hocke, sodass wir auf Augenhöhe waren. »Wenn ich mich jetzt neben Sie auf das Bett setze, meinen Arm um Sie lege, könnte das dann das Gefühl von Geborgenheit geben?« – »Das wäre schön«, gab sie mir zur Antwort. Ich nahm Platz links neben ihr auf ihrem Bett, legte meinen Arm um sie und Frau Elem lehnte sich an mich: »Das ist das, was ich vermisse, eine Schulter zum Anlehnen!« Wir saßen eine Weile still nebeneinander.

Validation lehrt, auf Schlüsselwörter zu achten. Was geschieht, wenn dieses eingehalten wird, möchte ich (Heidrun Mildner) an folgender Begebenheit zeigen.

Während einer Schulung begleitete ich mit einem Teilnehmer drei Bewohnerinnen eines Altenheims, die ihre Zeit immer mal wieder gemeinsam verbrachten. Wir erfuhren, dass sie Lieder von Hansi Hinterseher liebten. Was lag näher, als diese Lieder während unserer Besuche einzusetzen? Die Gesichter der drei Damen waren nicht zu beschreiben, als das erste Lied ertönte. Sie strahlten und erfreuten sich sichtlich an der Melodie. Frau Este, eine der Damen, sagte: »Und wenn er dann durch den Wald geht ...« In ihrem Blick lag Sehnsucht und Verklärtheit zugleich. Wir nahmen diese Äußerung zur Kenntnis, gingen aber nicht weiter darauf ein.

Als Frau Este bei der dritten Begegnung und dem wiederholten Abspielen der Melodie sich in gleicher Weise äußerte, fragte ich sie: »An was erinnert Sie der Wald?« Dann begann sie zu erzählen: von dem Haus der Großeltern im Wald, vom Schlachten im Winter, vom Familienleben, von ihren Kindheitserinnerungen, vom Vergraben des Silbers im Wald unter einem Baum, vom Krieg ...

Hansi Hinterseher war der Auslöser und der Wald das Symbol, das alle Erinnerungen barg, über die sie jetzt reden konnte. Trotz der teilweise belastenden Erlebnisse strahlte Frau Este eine innere Freude aus. Sie bekam Raum, um von sich zu erzählen. Der Wald brachte all die Geheimnisse zum Vorschein, die sie in sich trug.

Bald danach wurde Frau Este bettlägerig. Die Melodien begleiteten sie weiter. Ich wage zu behaupten: Sie halfen ihr, sich an gute Zeiten zu erinnern. In ihrer Stimme lag eine Wärme und in ihren Worten schwangen Liebe und Hochachtung mit, als sie sich an ihre Kindheit im Haus ihrer Großeltern erinnerte. Es war, als ob diese Melodien das heilten, was schwer zu ertragen gewesen war. Frau Este konnte es nun endlich loslassen. Am Ende ihres Lebens überwog die Freude. Sie starb im Frieden.

Das soziale Milieu und die Biografie spielen bei der Alltagsgestaltung desorientierter Personen eine wichtige Rolle. Wenn die Diagnose Demenz den Handlungsmöglichkeiten der Betroffenen nicht Kreativität gestattet, hat das Einfluss auf die Lebensqualität der Personen. Die folgenden Beispiele aus meiner (Heidrun Mildners) Betreuung zweier Alzheimerpatienten verdeutlichen dies.

Es ließ mir keine Ruhe. Immer wieder erzählte Herr Eres mir bei meinen Besuchen von seiner Geige, mit der er bei Hochzeiten in der Kirche gespielt hatte. Er schwärmte geradezu von seinem Geigenspiel. Mich bewegte, wie er sich daran erinnerte, und es berührte mich sein spürbares Verlangen, seine Geige wieder einmal in den Händen zu halten.

In einem Gespräch mit der Mitarbeiterin seines Wohnbereiches wurde diese Information aufgenommen und vereinbart, die Angehörigen zu bitten, Herrn Eres seine Geige zu bringen, falls sie noch vorhanden war. Bei meinem nächsten Besuch erfuhr ich, dass die Geige existierte, jedoch im Haushalt der Familie bleiben sollte.

In der nächsten Zeit erinnerte sich Herr Eres immer wieder an seine Geige. Eines Tages während meines Besuches von Herrn Eres ergab sich die Gelegenheit, dass er einem Angehörigen selbst den Wunsch äußerte, seine Geige wieder einmal in den Händen zu halten. Der Angehörige war zunächst skeptisch, weil Herr Eres Alzheimer hatte. Die Bitte, es auf einen Versuch ankommen zulassen, um zu sehen, was geschähe, wenn die Geige da wäre und sich herausstellte, dass die Geige nicht beachtet würde und wieder mitgenommen werden könnte, wollte sich der Angehörige durch den Kopf gehen lassen.

Bei einem meiner nächsten Besuche kam mir Herr Eres schon auf dem Flur entgegen, nahm mich mit und zeigte mir voller Stolz seine Geige. Dann nahm er sie aus dem Kasten und spielte darauf. Behutsam legte er sie anschließend wieder zurück. Immer wieder zeigte er mir bei meinen Besuchen seine Geige, und einige Erinnerungen wurden wach. Einmal hat Herr Eres sogar für einen Mitarbeiter, dem er immer wieder vom Geigespielen in der Kirche erzählte, bei der Taufe seines Kindes in der Kirche gespielt.

Später erfuhr ich, dass der Angehörige tief berührt war, als er die Freude sah, die der Anblick der Geige bei dem Betroffenen ausgelöst hatte. Der Angehörige konnte nun selbst nicht mehr verstehen, warum er der Bitte nicht früher nachgekommen war. Die Diagnose Alzheimer hatte die Vorstellung, der Erkrankte könnte noch Geige spielen, zunächst nicht zugelassen.

Ermutigt von diesem Ereignis, bat ich in einem anderen Fall den Sohn von Herrn Bece, für seinen Vater Utensilien zum Malen mitzubringen. Herr Bece hatte ebenso wie Herr Eres die Diagnose Alzheimer. Doch leider wollte der Sohn dem Wunsch nicht nachkommen. Mit der Diagnose, die sein Vater habe, könne er nicht mehr malen, meinte der Sohn. Außerdem habe er kein Interesse mehr daran. Doch in der Einzelvalidation erzählte mir Herr Bece vom Restaurieren von Bildern, von der Pflege und dem Säubern von Ölbildern und vom Malen auf der Leinwand.

Mir ließ das keine Ruhe. Ich wollte wissen, was noch möglich war. Wöchentlich gab es im Haus eine kreative Stunde, wobei Bilder auf

Staffeleien gemalt wurden. Ich hatte inzwischen einen guten Kontakt zu Herrn Bece und lud ihn zur kreativen Stunde ein. Er willigte ein. »Das ist ja wie früher«, meinte er, als er die Staffeleien, Farben und Pinsel sah. Herr Bece setzte sich vor eine Staffelei, auf der bereits ein Blatt befestigt war, griff zielsicher zum Pinsel, wählte seine Farbe und malte ein Fachwerkhaus. Bald war das Haus in Schwarz fertig, auch wenn es keinen Schornstein hatte und die Tür und die Fenster geschlossen waren. Mit dem Bleistift signierte Herr Bece sein Bild, so wie es sich gehört: unten rechts in der Ecke und schräg.

Es war das einzige Mal, dass ich ihn zur kreativen Stunde begleitete. In der Woche darauf zeigte Herr Bece kein Interesse, mit mir dort hinzugehen. Mir fiel auf, dass er auch nicht mehr von seiner Tätigkeit erzählte. Als er ein paar Wochen später starb, musste ich noch lange darüber nachdenken. Das Haus war fertig. Wahrscheinlich musste Herr Bece noch ein letztes Mal vor der Staffelei sitzen und sich lösen, so ging es mir durch den Sinn. Seine Fähigkeit, mit Pinsel und Farben sicher umzugehen, das Haus klar auf dem Blatt zu positionieren und anschließend alles aus der Hand zu legen mit der Bemerkung »Das Haus ist fertig«, erstaunt mich heute immer noch.

Validation tut auch den Anwendern gut

Am letzten Beispiel ist gut zu sehen, wie unterschiedlich ein und dieselbe desorientierte Person von den Helfern wahrgenommen werden kann. Die Pflegekraft meinte es gut und versuchte, eine beruhigende und geduldige Antwort zu geben. Aber wahrscheinlich brauchte sie ziemlich viel Kraft dazu. Der Geduldsfaden spannte sich immer mehr. Die Validationsanwenderin hingegen investierte frühzeitig Kraft, um sich zu sammeln, die seltsame Äußerung der Bewohnerin vorurteilslos aufzunehmen und auf sie einzugehen. Sie wurde mit einer beglückenden Erfahrung belohnt, durch die sie wieder neue Kraft für neue Begegnungen schöpfte.

»Menschen, die mit Validation arbeiten, machen ihre Arbeit gern«, behauptet Naomi Feil. »Und sie haben Spaß.«[68] Das ist natürlich nicht immer der Fall, aber grundsätzlich und in der Regel. Denn Validation schafft Vertrauen, und Vertrauen ist immer etwas Wechselseitiges, ein Geben und Nehmen. Es tut darum beiden gut: dem Helfer und dem Hilfsbedürftigen.

Weil Validation vor allem eine Frage der Haltung ist, benötigt sie keinen größeren Aufwand. Nur eines muss dem Anwender gelingen: sich der anderen Person mit ungeteilter, nicht wertender Aufmerksamkeit zuzuwenden und sich mit aller verfügbaren Empathie auf das einzulassen, was die Person emotional bewegt. Dann muss er nur noch versuchen, darauf angemessen einzugehen – sich auf die augenblickliche Wellenlänge dieses Menschen einzuschwingen. Das ist kein Kraftakt und dauert nicht lange. Es will nur verstanden, gewollt, getan und geübt sein.

Validation entlastet nicht nur den Desorientierten, sondern auch den Anwender. Sie wirkt präventiv gegen Burn-out. »Wenn Sie wissen, woher etwas kommt, wenn Sie die Welt eines Alzheimer-Patienten betreten haben, sind Sie nicht mehr frustriert«, sagte Feil in einem Interview mit der Österreichischen Ärztezeitung. »Wenn Sie Ihren Patienten so akzeptieren können, wie er ist, kann dies eine unglaubliche Zufriedenheit für beide – Arzt und Patient – mit sich bringen.[69]

So kann sich auch unser Bild von den »Dementen« verändern. Sind sie vielleicht als Leuchttürme zu begreifen, die uns auf die Defizite in unserer Gesellschaft hinweisen? Wir können uns die Frage stellen, was uns Menschen mit der Diagnose »Demenz« geben können, statt immer nur zu überlegen, was wir für sie tun können. Wir können uns den Gedanken erlauben, dass die Altersdemenz auch ihre guten Seiten haben kann, weil es vielleicht in manchen Fällen weise ist, in Ruhe »verrückt« zu werden – vielleicht verrückt und trotzdem immer noch ganz gegenwärtig? Wenn wir uns auf die Welt der Altersdementen einlassen, kann das unseren Horizont erweitern.

Und nicht zuletzt: Wenn sich die Methodik der Validation in uns zur Haltung verdichtet, dann gehen wir nicht nur mit desorientierten alten Menschen so um, sondern auch mit vielen anderen und mit uns selbst. Wir begegnen uns selbst und den anderen mit Wertschätzung und Empathie. Wir werden ehrlich und verurteilen nicht. Sich auf diese Weise zu verändern, tut jedem Menschen gut, der es erlebt. Weil der Mensch dadurch mehr zum Menschen wird.

Der Veränderungsprozess braucht seine Zeit. Immer wieder stelle ich mich neu ganz bewusst auf den anderen ein. Ich will ihn wahrnehmen und seine Bedürfnisse erkennen. Am Ende steht eine Beziehung des gegenseitigen Vertrauens und der Dankbarkeit auf beiden Seiten.

Ein letztes Beispiel
Mir (Heidrun Mildner) fiel es schwer, in der Begegnung mit Desorientierten ganz auf das (Vor-)Urteil zu verzichten. Eine altersdement »verrückte« Pflegeheimbewohnerin gab mir eines Tages ungewollt und überraschend eine Hilfestellung dazu:

Auf dem Weg zu meinem Büro kommt mir Frau Eno entgegen. Sie hat mich schon beim Eintreten in das Haus wahrgenommen und mit Winken freudig begrüßt. Sie nimmt mir immer Tasche und Mantel ab, wenn ich in den Wohnbereich komme, und begleitet mich ins Büro. Heute ist mir das gar nicht recht. Nach einem schwierigen Gespräch will ich mich erst einmal sortieren, bevor ich mich den Bewohnern zuwende. Es wäre für mich nicht stimmig, ihr jetzt validierend zu begegnen und mich ihrem gewohnten Begrüßungsritual zu widmen. Was soll ich tun?

Wie immer nimmt sie mir meine Sachen ab. Ich bemühe mich um Atementspannung und will mich sammeln, um mich ganz auf sie einzustellen. Es gelingt mir nicht wirklich. Frau Eno stellt die Tasche ab, hängt den Mantel auf und setzt sich, wie immer. »Kann sie mich denn nicht heute ausnahmsweise mal in Ruhe lassen?«, geht es mir durch den Kopf. Ich wende mich dem Computer zu, schalte ihn ein, will mich von meinen schweren Gedanken ablenken und Zeit gewinnen. »Was ist mit dir?«, fragt Frau Eno besorgt. Mir kommen die Tränen. Sie verlässt ihren Platz, stellt sich hinter mich, legt ihre Arme um mich und sagt: »Ich bin doch für dich da. Du kannst mir doch alles sagen!« Die belastenden Gedanken sind verschwunden. Die Beziehung ist hergestellt. Das ist neu für mich: Ich kann mich ihr zuwenden, weil sie sich mir zugewandt hat! Geben und Nehmen: Ich kann geben, weil ich empfangen habe.

ZUSAMMENFASSUNG

- Die Begleitung und Pflege desorientierter alter Menschen ist zu einer großen Herausforderung geworden, die nur dadurch gelingen kann, wenn **professionelles und bürgerschaftliches Engagement**, **Angehörigenpflege** sowie öffentliche Unterstützung durch Politik und Kirche besser miteinander verzahnt werden. Zu oft ist der Umgang mit Desorientierten destruktiv.
- Für den konstruktiven Umgang mit den Betroffenen haben die Angehörigen eine herausragende Bedeutung. Diese können ihren kräftezehrenden Dienst aber nur bewältigen, wenn sie damit nicht allein bleiben. Dafür müssen dringend neue **flexible Formen des bürgerschaftlichen Engagements** zwischen herkömmlicher Professionalität und herkömmlichem Ehrenamt entwickelt werden. Eine hoffnungsvolle Neuerung, um das zu gewährleisten, ist das Tätigkeitsprofil der **Betreuungsassistenten**, das zur Entlastung Angehöriger geschaffen wurde.
- Die Sozialarbeiterin Naomi Feil hat eine Methodik namens **Validation** entwickelt, die auf den Basisprinzipien der personenzentrierten Gesprächsführung und wichtigen Elementen der Entwicklungspsychologie beruht. Mit dieser Methodik können Desorientierte begleitet und dabei deren Selbstwert gestärkt werden. Bei der Validation handelt sich um eine konzentriert **wertschätzende und empathische Kommunikationsweise**, die ihre Kraft erst dann voll entfaltet, wenn sie sich zur **inneren Haltung** verdichtet hat. Validation schafft Vertrauen und entlastet sowohl Betroffene als auch Helfer.
- Durch Validation werden desorientierte alte Menschen in ihren authentischen Gefühlen **wahrgenommen**, **ernst genommen** und **bestätigt**. Dadurch entsteht nicht nur eine heilsame Beziehung, sondern es öffnet sich auch die Tür zu den ***Lebensthemen der Betroffenen***, mit deren Bearbeitung sie noch nicht zum Ziel gekommen sind. Diese Themen verbergen sich bei desorientierten alten Menschen oft verschlüsselt hinter »verrückt« und zusammenhanglos erscheinenden **symbolischen Äußerungen**. Validation hilft den Betroffenen, ihre Lebensthemen möglichst zum Abschluss zu bringen, um zuletzt in **Frieden Abschied nehmen** zu können.

7. TIPPS FÜR ANGEHÖRIGE

Es beginnt irgendwann und irgendwie. »Ich schaffe das schon!«, denkt man zunächst. Und dann geht einem plötzlich alles auf die Nerven. Immer wieder dieselbe Frage und dasselbe Verhalten! Alles Reden und Überzeugen bleibt vergebliche Mühe. »Das ist doch Absicht!«, »Er will mich ärgern!« oder: »Oh doch, sie könnte noch, sie will bloß nicht!« – solche Gedanken häufen sich. Vielleicht denkt man auch: »Dieses Chaos in der Wohnung – ich halte es bald nicht mehr aus!«, »Er lässt sich ja nicht helfen!« oder: »Unglaublich, diese Beleidigungen, diese Beschimpfungen, diese Aggressionen! Es reicht, so geht es nicht weiter!«

Wenn dieser Punkt erreicht ist, greifen viele vielleicht zum Hörer und buchen einen Termin bei einer Beratungsstelle. Häufig wird der erste Frust schon während des Telefongesprächs ausgeschüttet: »Er verlegt alles, lässt sich nicht helfen. Behauptet, er würde schon alles im Griff haben, kauft aber unsinnige Sachen ein, sitzt nur noch herum, fragt hundert Mal dasselbe, wird aggressiv, beschuldigt mich oder andere, Geld geklaut zu haben …« Dies oder Ähnliches habe ich (Heidrun Mildner) oft zu Beginn der Beratung gehört.

Wenn ich in meiner Demenz-Beratungsstelle den Angehörigen eines desorientierten Menschen vor mir sitzen habe, höre ich zunächst zu, frage nach, bestätige, gebe Raum und Zeit zum Abladen. Zuerst geht es um den, der nicht bei mir sitzt, um den Angehörigen mit der Demenz, der verändert werden soll. Irgendwann im Gespräch kommt dann die Wende. Nun geht es um den Angehörigen selbst, der mir gegenübersitzt, um seine Einstellung zur Situation und darum, sich dieser Situation zu stellen. Wir sprechen darüber, dass er bereit wird, den Umgang mit Demenz zu lernen und die Beziehung zum Betroffenen für sich zu klären. Dass er den Mut und die Fantasie entwickelt, schöpferisch an diese Lebenssituation heranzugehen – auf der Basis von Achtung und Respekt. Dass er einen Weg der Liebe findet. Dass er sich selbst auf diesem Weg dorthin verändert – wenn er will.

WAS KANN ICH TUN?
WOHIN KANN ICH MICH WENDEN?

1. **Ich setze mich konstruktiv mit meiner eigenen Situation auseinander, indem ich**
   - meine Gefühle wahrnehme (Angst, Depressivität, Aggression, Schuldgefühle usw.),
   - meine Erfahrungen wahrnehme (Konflikte, Ratlosigkeit, Überforderung usw.),
   - meine Bedürfnisse und Wünsche wahrnehme.

2. **Ich sage bewusst Ja zu dieser Situation und entscheide mich, praktische Hilfe in Anspruch zu nehmen.**
   - Zunächst muss geklärt werden, worin das Problem eigentlich wirklich besteht. Deshalb gilt:

3. **Ich gehe mit der betroffenen Person zum Arzt.**
   Dabei achte ich besonders auf Folgendes:
   - *Stellt der Arzt eine Ausschlussdiagnose?* Sie ist bei Verdacht auf Altersdemenz ein Muss und bedeutet: Bevor die Diagnose »Demenz« gestellt wird, wurden zuvor alle anderen möglichen Ursachen ausgeschlossen (zum Beispiel Mangel an Flüssigkeit, länger anhaltende Traurigkeit, Medikamente, die Verwirrtheitssymptome auslösen können, Wechselwirkungen von Medikamenten). Oder handelt es sich um mehr oder weniger normale Alterssymptome? Altern ist keine Krankheit!
   - *Welche Medikamente werden verordnet?* Ich lese die Beipackzettel dieser Medikamente und informiere mich im Internet zum Thema »Medikamente und Alter«. Ich bilde mir meine eigene Meinung dazu und spreche gegebenenfalls mit dem Arzt darüber. Falls mir das Vertrauen zu ihm fehlt, bespreche ich meine Fragen und Zweifel mit einer weiteren Fachperson.

   Hilfreiche Websites
   - *Universität Witten-Herdecke, Lehrstuhl für Klinische Pharmakologie, Priscus-Liste potenziell inadäquater Medikation für*

ältere Menschen (Die Priscus-Liste enthält eine Übersicht der Arzneimittel, die für ältere Menschen gefährlich sein können.)
www.priscus.net/download/PRISCUS-Liste_PRISCUS-TP3_2011.pdf

- *»Viele Medikamente für Senioren werden zuvor nicht getestet«, na.presseportal, Pressemappe Readers Digest Deutschland, 23.05.2012*
  www.presseportal.de/pm/32522/2257830/viele-medikamente-fuer-senioren-werden-zuvor-nicht-getestet
- *»Senioren nehmen oft zu viele Medikamente«, stern.de, 23.05.2012*
  www.stern.de/gesundheit/senioren-nehmen-oft-zu-viele-medikamente-1831072.html
- *Adressliste von Gedächtnissprechstunden zur Abklärung von Hirnleistungsstörungen*
  www.deutsche-alzheimer.de/index.php?id=41

4. **Ich informiere mich über Altersdemenz und hole mir Rat**
   - durch Bücher, Zeitschriftenartikel und Filme,
   - durch Websites im Internet,
   - durch Vorträge und Seminare,
   - durch das Gespräch mit anderen Angehörigen altersdementer Menschen,
   - durch persönliche Beratung.

Für die *persönliche Beratung* gibt es viele Anlaufstellen. Einige Möglichkeiten seien hier genannt:

- Pflegestützpunkte
- Demenz-Beratungsstellen
- Alzheimer-Gesellschaften
- Sozialpsychiatrische Dienste
- Gerontopsychiatrische Ambulanzen in Krankenhäusern
- Selbsthilfegruppen

Hilfreiche Websites

- *Alzheimer Ethik e.V.*
  www.alzheimer-ethik.de

- *Alzheimer-Gesellschaften und Anlaufstellen*
  www.deutsche-alzheimer.de/index.php?id=61&no_cache=1
- *Bundesministerium für Gesundheit und Pflegeberatung*
  www.bmg.bund.de/pflege/pflegeberatung.html
- *Verzeichnis aller deutscher Pflegestützpunkte*
  www.gesundheits-und-pflegeberatung.de/html/pflegestutz punkte.html
- *Selbsthilfegruppen für Angehörige von Demenzkranken*
  www.selbsthilfenetz.de/content/e2994/e6997/e7447/index_html?stichwort_id=592

5. **Ich gehe achtsam und sorgsam mit dem Betroffenen um.**
   - Ich beobachte die Auswirkungen der Antidementiva bei ihm.
   - Ich höre ihm zu und nehme ihn ernst, wenn er von körperlichen Symptomen wie Schwindelgefühlen spricht. Es kann sich um medikamentöse Nebenwirkungen handeln.
   - Ich achte auf Aktivität, wie zum Beispiel erhöhte Unruhe oder Sedierung als Folge beruhigender Medikation. In diesen Fällen besteht erhöhte Sturzgefahr!

6. **Ich prüfe, ob es eine Vorsorgevollmacht gibt.**
   Das bedeutet:
   - Die betroffene Person hat bereits vor der Diagnose darüber verfügt, welche Person in ihrem Auftrag in welchem Umfang handeln darf.

   Hilfreiche Website
   - *Betreuungsrecht, Patientenverfügung, Vorsorgevollmacht; Bundesministerium der Justiz*
     www.bmj.de/DE/Buerger/gesellschaft/Patientenverfuegung/patientenverfuegung_node.html

7. **Wenn keine Vorsorgevollmacht vorliegt, stelle ich einen Antrag auf Überprüfung einer Betreuung.**
   - Ich wende mich dazu an das Amtsgericht, das für den Betroffenen zuständig ist.

- Ich nenne in diesem Antrag die Personen, die bereit sind, die Betreuung zu übernehmen. Es reicht auch, wenn es sich nur um eine Person handelt. Die Betreuung kann von Familienmitgliedern, einem Betreuungsverein, einer ehrenamtlichen Person oder einem gesetzlich bestellten professionellen Betreuer übernommen werden.

Einem *gesetzlichen Betreuer* werden je nach Feststellung durch den Richter Aufgaben übertragen, die er im Sinne des Betroffenen zu regeln hat. Es kann sich zum Beispiel um folgende Bereiche handeln:

- Gesundheitsfürsorge
- Vermögenssorge
- Aufenthaltsbestimmung
- Behördenangelegenheiten
- Empfang und Öffnen der Post
- Ich schließe mich einem Betreuungsverein an, um Unterstützung zu erhalten. In Deutschland gibt es ungefähr 800 regional verteilte Betreuungsvereine, die über das Internet für die eigene Region zu finden sind.

Merke!

- Professionelle Betreuung sollte nur erfolgen, wenn sonst niemand zur Verfügung steht!
- Eine Betreuung ist keine Entmündigung!
- Eine Betreuung ist keine Übernahme einer Pflege!
- Eine Betreuung sorgt für Lebensqualität im Sinne des Betreuten!

Hilfreiche Website

- *Online-Lexikon Betreuungsrecht*
  http://wiki.btprax.de/Hauptseite

8. **Ich erkundige mich nach einem Gesprächskreis für Angehörige altersdementer Menschen in meiner Region.**
   - Ich wende mich zu diesem Zweck an meinen Arzt, das zuständige Amt für Soziales in meiner Region oder an den nächsten Pflegestützpunkt.

   Hilfreiche Website
   - *Verzeichnis aller deutschen Pflegestützpunkte*
     www.gesundheits-und-pflegeberatung.de/html/pflegestutzpunkte.html

   Pflegestützpunkte gibt es derzeit in 550 deutschen Städten. Sie dienen der Beratung von Betroffenen und Angehörigen.

9. **Ich stelle einen Antrag auf die Einstellung der Pflegestufe bei der Pflegekasse oder Krankenkasse des Betroffenen.**
   - Es gibt vier Pflegestufen. Die Pflegestufe sagt aus, wie hoch der Pflegeaufwand und die darauf bezogene finanzielle Unterstützung sind.

   Hilfreiche Websites
   - *Pflegewiki, Pflegebedürftigkeit nach* §14 *SGB XI*
     www.pflegewiki.de/wiki/Pflegestufe
   - *Beratung und Information rund um die Pflegeversicherung*
     www.pflegestufe.info

10. **Ich führe einen Monat lang ein Tagebuch über meinen Zeiteinsatz in der Pflege des Betroffenen.**
    - Ich benutze für das Tagebuch eine Vorlage und bespreche mit meiner Anlaufstelle, zu der ich inzwischen einen Kontakt aufgebaut habe, welches Muster ich am besten verwende und wie ich vorgehe.

    Merke!
    - Diese Dokumentation ist sehr wichtig für die Festlegung der Pflegestufe!

Hilfreiche Websites

- *AOK-Pflegetagebuch: Informationen und Dokumentation*
  www.aok.de/assets/media/rheinland-hamburg/pflegetagebuch.pdf
- *Pflegetagebuch Alzheimer-Demenz: Dokumentationshilfe für Menschen, die pflegen*
  www.alzheimer-kompakt.de/wp-content/uploads/2011/12/Pflegetagebuch.pdf

11. Ich lasse mir von der Pflege- oder Krankenkasse die optimale Unterstützung aufzeigen.

- Welche zusätzlichen Betreuungsleistungen stehen uns zur Verfügung?
- Welche Möglichkeiten der Tagespflege, der Kurzzeitpflege und der Verhinderungspflege gibt es?
- Wie kann eine Kombinationsleistung aussehen, bei der ich Pflegegeld erhalte, zusätzlich aber auch einen ambulanten Pflegedienst in Anspruch nehmen kann?
- Habe ich als pflegende Person Anspruch auf die Übernahme meiner Rentenversicherung durch die Pflegekasse?

Tagespflege: Die Person wird täglich für einige Stunden zur Entlastung der Angehörigen in einer dafür vorgesehenen professionellen Einrichtung versorgt, gepflegt und konstruktiv beschäftigt.

Kurzzeitpflege: Die Person wird bis zu vier Wochen innerhalb eines Jahres vollstationär untergebracht, um den Angehörigen z. B. einen Urlaub zu ermöglichen.

Verhinderungspflege: Zur Entlastung der Angehörigen kommt für einige Stunden wöchentlich eine Helferperson ins Haus. Eine andere Möglichkeit ist ein vollstationärer Aufenthalt, sofern das Wohn- und Pflegezentrum eine entsprechende Kassenzulassung hat.

Hilfreiche Website

- *Kurzzeit- und Verhinderungspflege*
  www.info-kurzzeitpflege.de/?gclid=CL7zzIyeqrACFUIOfAodPXimVQ

12. Ich beziehe meine Familienangehörigen in die Planung der Pflege ein.

- Ich informiere regelmäßig die Familie über den Stand der Dinge.
- Ich bespreche mit der Familie, wie wir die Aufgaben verteilen können.

13. Ich plane ausreichend Erholungszeiten für mich ein.

- Ich nehme die Hilfe von Familienmitgliedern, Freunden, Betreuungsassistenten usw. dafür in Anspruch.
- Ich nehme für einen längeren Urlaub eine Kurzzeitpflege in Anspruch.
- Ich schaue mir infrage kommende Einrichtungen vorher an, erkundige mich nach ihrem Konzept für den Umgang mit Menschen mit der Diagnose Demenz und kläre weitere Fragen ab.
- Ich informiere meinen desorientierten Angehörigen über mein Vorhaben, wenn die Planung abgeschlossen ist und der Urlaub bevorsteht. Ich teile ihm mit, dass ich eine Auszeit brauche und wann ich zurückkomme. Ich schreibe ihm aus dem Urlaub.
- Ich gebe ihm persönliche Dinge wie Fotos, Kissen und die eigene Tasse in die Kurzzeitpflege mit und notiere für die Pflegenden wichtige Gewohnheiten und Vorlieben.

14. Ich nehme im fortgeschrittenen Stadium der Demenz rechtzeitig weitere Pflegehilfen in Anspruch.

- Ich bespreche die Maßnahmen für das Spätstadium gründlich und rechtzeitig mit Familienmitgliedern, Freunden und Fachpersonen.
- Ich setze mich dabei auch nüchtern mit dem Gedanken an ein Leben in einem Wohn- und Pflegezentrum auseinander.

15. Ich gestalte den Alltag so normal wie möglich.

- Ich lasse mein desorientiertes Familienmitglied tun, was es selbst noch kann.
- Ich bitte ihn um Hilfeleistungen, die es bewältigen kann, zum Beispiel beim Zusammenlegen von Wäsche.
- Ich integriere es möglichst weitgehend in den Alltag und gehe zum Beispiel mit ihm einkaufen oder ins Café.
- Ich lasse mir bei all dem von anderen Menschen helfen.

16. Ich kommuniziere konstruktiv und wertschätzend mit dem Betroffenen.

- Ich wiederhole seine Aussagen mit meinen eigenen Worten.
- Ich stelle »W-Fragen«: »Was, wann, wo, wie, wohin?« Ich bemühe mich um Verständnis.
- Ich übe mich darin, mich in den anderen einzufühlen: Ich entwickle Empathie.
- Ich achte auf Schlüsselwörter. Wenn er oder sie zum Beispiel »Wald« sagt, nehme ich das Wort auf und gehe ihm nach, wenn es ein Symbolbegriff zu sein scheint: »An was erinnert dich ›Wald‹«?
- Ich gehe auf das Gefühl ein, das ich beim anderen wahrnehme: »Was macht dich traurig?« oder »Was macht dich fröhlich?«
- Ich frage in die Vergangenheit zurück: »Was hast du früher gemacht, wenn dies und das passiert ist? Was hat dir geholfen?«
- Ich suche mit Fantasie nach Lösungen.
- Ich entwickle Humor, aber ich hüte mich vor Ironie und Zynismus.
- Ich erinnere mich immer wieder daran, dass ich meinen Angehörigen nicht ändern kann, sondern nur mich selbst.
- Ich akzeptiere den anderen so, wie er ist.
- Ich ertaste die richtige Mischung von Nähe und Distanz, die dem Desorientierten das Gefühl der Sicherheit vermittelt.
- Ich mache dem Betroffenen nichts vor.
- Ich akzeptiere meine Grenzen und erlaube es mir, nicht auf alles Antworten und für alles Lösungen zu haben.

17. **Ich begleite meinen desorientierten Angehörigen einfühlsam auf der letzten Wegstrecke.**
Wenn die demenzkranke Person nicht mehr spricht und die meiste Zeit im Bett liegt, passe ich meinen Kommunikationsstil darauf an:
    - Ich singe immer wieder Lieder, die sie früher selbst gern gesungen und gehört hat.
    - Ich berühre liebevoll Hand oder Schulter.
    - Ich rede von Dingen, die ihr wichtig waren und die sie gern hört.
    - Ich sage ihr Sätze wie: »Es ist schön, dass es dich gibt.« »Ich mache dir jetzt deine Lieblingsmusik an.« »Ich habe dir deinen Lieblingskuchen gebacken.«
    - Ich lasse ihre Zimmertür geöffnet.
    - Ich spreche sie jedes Mal an, wenn ich ins Zimmer komme, sofern sie nicht schläft.
    - Ich beobachte ihren Gesichtsausdruck, um zu verstehen, was ihr gefällt oder missfällt.
    - Ich integriere meine anderen Familienangehörigen und Freunde in die Begegnungen.
    - Ich lasse meine versteckten unerfüllten Ansprüche der betroffenen Person gegenüber los und vergebe ihr.
    - Ich löse mich von meinen eigenen Schuldgefühlen und vergebe mir auch selbst.
    - Ich bemühe mich aktiv um eine warmherzige, liebevolle Beziehung zur betroffenen Person und ihrem Umfeld, um zuletzt in Frieden Abschied nehmen zu können.

HILFREICHE WEBSITES

Deutschland

- *Agentur für Lebensgestaltung im Alter (JULEMA)*: www.julema.de
- *Aktion Demenz e. V.: Gemeinsam für ein besseres Leben mit Demenz*: www.aktion-demenz.de
- *Allgemeiner Demenz-Ratgeber*: www.demenz-ratgeber.de
- *Alzheimer Online Informationsservice*: www.alois.de
- www.alz100.de
- *Alzheimer Angehörigen Initiative e. V.*: www.alzheimerforum.de
- www.alzheimer.de (Informationen für Patienten und Angehörige)
- *Alzheimer Ethik e. V.*: www.alzheimer-ethik.de
- *Alzheimer Forschung Initiative e. V.*: www.alzheimer-forschung.de
- www.alzheimer-kompakt.de
- *Bundesministerium für Familie, Senioren, Frauen und Jugend: Wegweiser Demenz*: www.wegweiser-demenz.de
- *Demenz Support Stuttgart*: www.demenz-support.de
- *Deutsche Alzheimer Gesellschaft e. V.*: www.deutsche-alzheimer.de
- *Deutsches Zentrum für Altersfragen*: www.dza.de
- *Hirnliga e. V.*: www.hirnliga.de
- *Kuratorium Deutsche Altershilfe (KDA)*: www.kda.de
- *Landesinitiative Demenz-Service Nordrhein-Westfalen*: www.demenz-service-nrw.de
- *Memory Bridge, There is a Bridge (Validation-Videos)*: www.thereisabridge.com
- *Morbus Alzheimer: Analyse und Perspektiven*: www.alzheimer-demens.de
- *Pflege-Selbsthilfeverband e. V. (Pflege-SHV): Initiative für menschenwürdige Pflege*: www.pflege-shv.de

- *Pflegewiki (u. a. zum Stichwort »Demenz«)*: www.pflegewiki.de
- *Universität Witten/Herdecke, Patientenleitlinien bei Demenz*: www.patientenleitlinien.de/Demenz/demenz.html
- *WIR! Stiftung pflegender Angehöriger*: www.wir-stiftung.org

Österreich

- *Österreichische Alzheimer Gesellschaft*: www.alzheimer-gesellschaft.at
- *Alzheimer Austria: Unterstützung für Angehörige und Betroffene*: www.alzheimer-selbsthilfe.at
- *Memory-Kliniken in Österreich*: www.netdoktor.at/teste-dich-selbst/demenz/ambulanzen

Schweiz

- *Demenz-Forum*: www.demenzforum.ch
- *Schweizerische Alzheimervereinigung*: www.alz.ch

International

- *Alzheimer Europe*: www.alzheimer-europe.org
- *Alzheimer's Disease International (ADI)*: www.alz.co.uk

Fortbildungen, Ausbildungen, Schulungen

- *European Validation Association (EVA; Validation nach Naomi Feil)*: www.validation-eva.com
- *Herforder Herzen (Validation nach Naomi Feil)*: www.herforderherzen.de
- *Institut für Seelsorgeausbildung (ISA); Seelsorge mit alten, kranken und trauernden Menschen*: www.isa-institut.de/AKI.html
- *Integrative Validation nach Richard®*: www.integrative-validation.de

- *Mannheimer Akademie; Ausbildung zum Validationsanwender (nach Naomi Feil)*: www.drk-altenpflegeschule.de/validation.php
- *Validation Training Institute (Institut von Naomi Feil, USA)*: www.vfvalidation.org
- *Universität Witten/Herdecke; Dementia Care Mapping; Fortbildung für Pflegekräfte; personenzentrierter Ansatz für den Umgang mit Desorientierten*: www.dcm-deutschland.de

Die Angebote der Autoren

Heidrun Mildner
Herforder Herzen
Demenz-Beratungsstelle und Vorträge, Seminare, Workshops, Schulung in Validation in Anlehnung an Naomi Feil
www.herforderherzen.de
info@herforderherzen.de

Hans-Arved Willberg
Institut für Seelsorgeausbildung (ISA)
Personenzentrierte Gesprächsführung; Aufbaukurs Seelsorge mit alten, kranken und trauernden Menschen
www.isa-institut.de
info@isa-institut.de

ANMERKUNGEN

1 Statistisches Bundesamt: Bevölkerungsentwicklung Deutschlands bis zum Jahr 2050 (2002). Online-Zusammenfassung, www.destatis.de/allg/d/veroe/d_bevoe.htm., Zugriff am 14.03.2003; Statistisches Bundesamt (Hrsg.): Bevölkerungsentwicklung Deutschlands bis zum Jahr 2050. Ergebnisse der 9. koordinierten Bevölkerungsvorausberechnung. Wiesbaden 2000.
2 Mutter Theresa, zitiert nach: Johann-Christoph Student: Zu Hause sterben. Hilfen für Betroffene und Angehörige. 9. Auflage. Deutsches Institut für Palliativ Care, Bad Krozingen 2009, S. 5.
3 Rheinischer Merkur 52 (1993), S. 14. In den USA sollen die über 50-Jährigen die Hälfte des verfügbaren Einkommens und drei Viertel der Vermögenswerte in den Händen haben. Vgl. Hans-Arved Willberg: Alte Menschen, altes Eisen?; in: Neues Leben 10 (1995), S. 16.
4 Man nennt das »Multimorbidität«, was frei übersetzt bedeutet: Viele Gebrechen kommen auf einmal zusammen; morbide = »kränklich, krank«.
5 Hans Mohl: Die Altersexplosion. Droht uns ein Krieg der Generationen? Kreuz-Verlag, Stuttgart 1993, S. 105 u. 19.
6 Ursula Nuber (Red.): Verschriebene Lieblosigkeit; in: Psychologie heute 7 (1992), S. 18.
7 Rheinischer Merkur, 1993, S. 31.
8 Stark entspannende Beruhigungsmittel.
9 Wissenschaftliches Institut der AOK (WIdO): Presseinformation zum Fehlzeitenreport 2002, www.wido.de/Aktuelles/PI_FZR2002.pdf, Zugriff am 14.03.2003.
10 Statistisches Bundesamt Deutschland: Pressemitteilung Nr. 354, 23.09.2011, www.destatis.de/jetspeed/portal/cms/Sites/destatis/Internet/DE/Presse/pm/2011/09/PD11__354__232.psml, Zugriff am 02.03.2012; Statistisches Bundesamt Deutschland/Robert Koch-Institut: Gesundheitsberichterstattung des Bundes. Informationssystem der Gesundheitsberichterstattung. Gesundheitsbericht für Deutschland 1998. Kap. 3.3.: Sterblichkeit nach ausgewählten Todesursachen, www.gbe-bund.de/pls/gbe/isgbe.prc_isgbe, Zugriff am 14.03.2003; Statistisches Bundesamt Deutschland: Tabelle Sterbefälle nach den 10 häufigsten Todesursachen insgesamt und nach Geschlecht 2001 (2003), www.destatis.de/basis/d/gesu/gesutab20.htm, Zugriff am 14.03.2003.
11 Statistisches Bundesamt: Pressemitteilung Nr. 041, 03.02.2012, www.destatis.de/jetspeed/portal/cms/Sites/destatis/Internet/DE/Presse/pm/2012/02/PD12__041__232,templateId=renderPrint.psml, Zugriff am 02.03.2012.
12 Student, Zu Hause sterben, S. 4; Charlotte Kerner: Vom Recht auf Würde bis zuletzt; in: GEO Wissen 1 (1991), S. 75.
13 Statistisches Bundesamt: Pressemitteilung Nr. 280, www.destatis.de/jetspeed/portal/cms/Sites/destatis/Internet/DE/Presse/pm/2010/08/PD10__280__2363,templateId=renderPrint.psml, Zugriff am 03.05.2012; Berlin-Institut für Bevölkerung und Entwicklung (Hrsg.): Demenz-Report. Wie sich die Regionen in Deutschland, Österreich und der Schweiz auf die Alterung der Gesellschaft vorbereiten können, Berlin 2011, S. 52, www.berlin-institut.org/fileadmin/user_upload/Demenz/Demenz_online.pdf, Zugriff am 03.03.2012; Demenz kann jährliche Kosten von mehr als 40.000 Euro verursachen; in: aerzteblatt.de, 31.08.2011, www.aerzteblatt.de/nachrichten/47162/Demenz_kann_jaehrliche_Kosten_von_

mehr_als_40_000_Euro_verursachen.htm, Zugriff am 03.03.2012; Rüdiger Dammann / Reimer Gronemeyer: Ist Altern eine Krankheit? Wie wir die gesellschaftlichen Herausforderungen der Demenz bewältigen. Campus Verlag, Frankfurt/New York 2009, S. 151.

14 Margret Dieck; in: GEO Wissen 1 (1991), S. 170.

15 GEO Wissen 1 (1991), S. 176.

16 Statistisches Bundesamt Deutschland: Pressemitteilung Nr. 393, 21.10.2011, www.destatis.de/jetspeed/portal/cms/Sites/destatis/Internet/DE/Presse/pm/2011/10/PD11__393__221.psml, Zugriff am 03.03.2012.

17 Lena Jakat: Leben in ständiger Sorge; in: süddeutsche.de, 12.12.2012, www.sueddeutsche.de/leben/lebenserwartung-von-geringverdienern-sinkt-dramatische-zuspitzung-der-einkommenskluft-1.1232605, Zugriff am 03.03.2012; IG Metall: Niedriglöhner sterben früher, 06.01.2012, www.igmetall.de/cps/rde/xchg/internet/style.xsl/niedriglohnsektor-drueckt-die-lebenserwartung-9229.htm, Zugriff am 03.03.2012.

18 Wolf Wolfensberger: Der neue Genozid an den Benachteiligten, Alten und Behinderten. Edition Jakob von Hoddis, Gütersloh 1991.

19 Wolfensberger, Der neue Genozid, S. 69.

20 Dammann/Gronemeyer, Ist Altern eine Krankheit?, S. 179.

21 Mutter Theresa, zitiert nach: Student, Zu Hause sterben, S. 5.

22 Die Parkinsonkrankheit wird hier nicht erwähnt, weil sie häufig nicht zur Demenz führt.

23 Richard Friebe: Ist Alzheimer ansteckend?; in: Frankfurter Allgemeine Wissen, 26.05.2010, www.faz.net/aktuell/wissen/medizin/demenzforschung-ist-alzheimer-ansteckend-1981424.html, Zugriff am 25.04.2012; Angelika Friedl: Demenz schafft Demenz; in: Psychologie heute 12 (2010), S. 64; Hans Förstl: Training gegen das Vergessen. Interview; in: Zeit online, 21.09.2006, www.zeit.de/2006/39/P-F-rstl-Interview, Zugriff am 17.08.2011.

24 Großangelegte Zersetzung; in: Fokus online, 27.02.2009, www.focus.de/gesundheit/ratgeber/gehirn/news/alzheimer-plaques-grossangelegte-zersetzung_aid_375419.html, Zugriff am 25.04.2012.

25 Richard Friebe: Ist Alzheimer ansteckend?; in: Frankfurter Allgemeine Wissen, 26.05.2010, www.faz.net/aktuell/wissen/medizin/demenzforschung-ist-alzheimer-ansteckend-1981424.html, Zugriff am 25.04.2012.

26 Konrad Beyreuther / Hans Förstl: Die Zukunft der Prävention und Therapie. Ein Ausblick; in: Hans Förstl / Horst Bickel / Alexander Kurz (Hrsg.): Alzheimer Demenz. Grundlagen, Klinik und Therapie. Springer Verlag, Berlin/Heidelberg/New York 1999, S. 231.

27 Burkhard Plemper: Ist Alzheimer eine Krankheit?; in: Psychologie heute 5 (2010), S. 66; Dammann/Gronemeyer, Ist Altern eine Krankheit?, S. 43–46.

28 Stephan Schleim: Das Mädchen, das nur mit einer Gehirnhälfte sieht; in: heise online, 26.07.2009, www.heise.de/tp/artikel/30/30801/1.html, Zugriff am 09.05.2012.

29 Länger leben: Psychologische Merkmale gesunder Menschen; in: Psychologie heute (1992), S. 40f.

30 Ronald Grossarth-Maticek, www.grossarth-maticek.de/seiten/frame_forschung.html, Zugriff am 11.05.2012; Ronald Grossarth-Maticek: Systemische Epidemologie und präventive Verhaltensmedizin chronischer Erkrankungen. Strategien zur Aufrechterhaltung der Gesundheit. Walter de Gruyter, Berlin/New York 1999, S. 111 u. 208.

31 Gerald Gatterer / Antonia Croy: Leben mit Demenz. Praxisbezogener Ratgeber für Pflege und Betreuung. Unter Mitarbeit von G. Neubauer, M. Schmieder u. H.-G. Zapotoczky. Springer Verlag, Wien/New York 2005, S. 263.
32 Cornelia Stolze: Vergiss Alzheimer. Die Wahrheit über eine Krankheit, die keine ist. Kiepenheuer & Witsch, Köln 2011, S. 48f.
33 Ebd., S. 48f.
34 Hans Förstl: Training gegen das Vergessen. Interview; in: Zeit online, 21.09.2006, www.zeit.de/2006/39/P-F-rstl-Interview, Zugriff am 17.08.2011.
35 Hans Förstl: Wie es aussieht, steht uns die Demenz bevor. Interview; in: Psychologie heute 5 (2010), S. 70.
36 Was Sie schon immer über Alzheimer wissen wollten, Ihnen aber nicht gesagt wurde. Verlag Hans Huber, Bern 2009.
37 Stolze, Vergiss Alzheimer, S. 9.
38 Hans Förstl: Die Alzheimer Demenz. Ein Problem mit Zukunft; in: ders. (Hrsg.): Demenzen in Theorie und Praxis. 2., aktualisierte und überarbeitete Auflage. Springer Medizin Verlag, Heidelberg 2009, S. 4.
39 Hans Förstl: Demenz ist natürlicher Teil des Alterns. Interview; in: stern.de, 30.11.2007, www.stern.de/gesundheit/gesundheitsnews/interview-demenz-ist-natuerlicher-teil-des-alterns-604054.html, Zugriff am 25.03.2012.
40 Förstl, Wie es aussieht, S. 69.
41 Walter M. Bortz: 120 Jahre sind unsere natürliche Lebenserwartung; in: Psychologie heute 5 (1993), S. 28f.
42 Man nannte es das »Indy«-Gen (»I'm not dead yet«). Mutation reicht aus, Lebenszeit zu verlängern; in: Ärztezeitung, 18.11.1999, www.aerztezeitung.de/docs/1999/11/18/210a0103.asp, Zugriff am 14.03.2003; Artur P. Schmidt: Anti-Aging. Megatrend des 21. Jahrhunderts; in: Telepolis, Heise-Online, 12.12.2000, www.telepolis.de/deutsch/inhalt/lis/4457/1.html, Zugriff am 14.03.2003; Hania Luczak: Das Rätsel vom Zerfall; in: GEO Wissen 1 (1991), S. 84 u. 93; Es gibt genetische Ursachen des Alterns; in: Ärzte Zeitung Online, 21.05.2001, www.aerztezeitung.de/docs/2001/05/21/093a1204.asp, Zugriff am 14.03.2003; Wikipedia, Art. Gerontogen, http://de.wikipedia.org/wiki/Gerontogen, Zugriff am 18.04.2012.
43 Naomi Feil / Vicki de Klerk-Rubin: Validation. Ein Weg zum Verständnis verwirrter alter Menschen. Reinharts Geronotologische Reihe. Band 16. 7. Auflage. Ernst Reinhardt Verlag, München/Basel 2002, S. 9.
44 Alexander Kurz: Verlauf und Bestätigung der Diagnose; in: Hans Förstl / Horst Bickel / Alexander Kurz (Hrsg.): Alzheimer Demenz. Grundlagen, Klinik und Therapie. Springer Verlag, Berlin/Heidelberg/New York 1999, S. 167.
45 Die Tabelle wurde vom Autor auf der Grundlage folgender Quellen selbst erstellt: Alexander Kurz: Verlauf und Bestätigung der Diagnose; in: Hans Förstl / Horst Bickel / Alexander Kurz (Hrsg.): Alzheimer Demenz. Grundlagen, Klinik und Therapie. Springer Verlag, Berlin/Heidelberg/New York 1999, S. 168; ders.: Klinik; in: Konrad Beyreuther / Karl Max Einhäupl / Hans Förstl / Alexander Kurz (Hrsg.): Demenzen. Grundlagen und Klinik. Georg Thieme Verlag, Stuttgart/New York 2002, S. 168–174; Gerald Gatterer / Antonia Croy: Leben mit Demenz. Praxisbezogener Ratgeber für Pflege und Betreuung, unter Mitarbeit von G. Neubauer, M. Schmieder u. H.-G. Zapotoczky. Springer Verlag, Wien/New York 2005, S. 22 u. 120–143.
46 University of Oxford, Media: B vitamins slow brain atrophy in people with memory problems, 09.09.2010, www.ox.ac.uk/media/news_stories/2010/100909.html, Zugriff am 03.05.2012.

47 Alzheimer vorbeugen, Stand 04.02.2012, Alzheimer Forschung Initiative e.V., www.alzheimer-forschung.de/alzheimer-krankheit/vorbeugen.htm, Zugriff am 03.05.2012

48 Joachim Czichos: Alzheimer und Vitamin E; in: Wissenschaft aktuell, 08.07.2010, wissenschaft-aktuell.de/artikel/Alzheimer_und_Vitamin_E1771015586943.html, Zugriff am 03.05.2012; Vitamin E hilft bei Alzheimer-Demenz; in: Ärzte Zeitung.de, 29.10.2009, www.aerztezeitung.de/medizin/krankheiten/demenz/article/572942/vitamin-e-hilft-alzheimer-demenz.html, Zugriff am 03.05.2012; Ernährung mit viel Vitamin E schützt offenbar vor Alzheimer; in: innovations report, 28.06.2002, www.innovations-report.de/html/berichte/studien/bericht-10937.html, Zugriff am 03.05.2012.

49 Förstl, Wie es aussieht, S. 71.

50 Horst Bickel: Epidemiologie der Demenzen; in: Hans Förstl / Horst Bickel / Alexander Kurz (Hrsg.): Alzheimer Demenz. Grundlagen, Klinik und Therapie. Springer Verlag, Berlin/Heidelberg/New York 1999, S. 17.

51 Ingrid Glomp: Der lange Schatten der Krankheit; in: Psychologie heute 5 (2002), S. 13.

52 Förstl, Wie es aussieht, S. 70.

53 Dammann/Gronemeyer, Ist Altern eine Krankheit?, S. 163.

54 Naomi Feil: Validation. Demente sind keine »lebenden Toten«. Interview; in: »Österreichische« Ärztezeitung«, Nr. 19 vom 10.10.2008, S. 42–44, www.aerztezeitung.at/archiv/oeaez-19-10102008/interview-zu-validation-naomi-feil.html, Zugriff am 25.05.2012.

55 Feil, Demente sind keine »lebenden Toten«.

56 Ebd.

57 Vgl. Feil / de Klerk-Rubin, Validation, S. 26.

58 Ebd., S. 36f.

59 Vgl. Feil, Demente sind keine »lebenden Toten«.

60 Feil / de Klerk-Rubin, Validation, S. 26.

61 Ebd., S. 28

62 Naomi Feil: Validation. Demente sind keine »lebenden Toten«. Interview; in: »Österreichische Ärztezeitung«, Nr. 19 vom 10.10.2008, S. 42–44, www.aerztezeitung.at/archiv/oeaez-19-10102008/interview-zu-validation-naomi-feil.html, Zugriff am 25.05.2012.

63 Naomi Feil: Validation. Demente sind keine »lebenden Toten«. Interview; in: »Österreichische Ärztezeitung«, Nr. 19 vom 10.10.2008, , S. 42–44, www.aerztezeitung.at/archiv/oeaez-19-10102008/interview-zu-validation-naomi-feil.html, Zugriff am 25.05.2012.

64 Naomi Feil: Validation. Demente sind keine »lebenden Toten«. Interview; in: »Österreichische Ärztezeitung«, Nr. 19 vom 10.10.2008, S. 42–44, www.aerztezeitung.at/archiv/oeaez-19-10102008/interview-zu-validation-naomi-feil.html, Zugriff am 25.05.2012.

65 Feil, Demente sind keine »lebenden Toten«.

66 Feil / de Klerk-Rubin, Validation, S. 18.

67 Ebd., S. 21.

68 Feil, Demente sind keine »lebenden Toten«.

69 Ebd.

ZUM WEITERLESEN

Beyreuther, Konrad / Einhäupl, Karl Max / Förstl, Hans / Kurz, Alexander (Hrsg.): Demenzen: Grundlagen und Klinik. Mit Beiträgen von Th. Arendt, K. Beyreuther, H. Bickel, H. Braak et al. Georg Thieme Verlag, Stuttgart/New York 2002.

Dammann, Rüdiger / Gronemeyer, Reimer: Ist Altern eine Krankheit? Wie wir die gesellschaftlichen Herausforderungen der Demenz bewältigen. Campus Verlag, Frankfurt/New York 2009.

Diakonisches Werk der Evangelischen Landeskirche in Deutschland e.V. (Hrsg.): Sucht im Alter. Herausforderungen und Lösungswege für diakonische Arbeitsfelder. Diakonie Texte. Stuttgart 2008, www.diakonie.de/Texte_10_2008_Sucht_Alter_Arbeitshilfe.pdf, Zugriff am 26.02.2012.

Erikson, Erik H.: Identität und Lebenszyklus. Drei Aufsätze. 3. Auflage. Suhrkamp Taschenbuch Verlag, Frankfurt/Main 1996.

Feil, Naomi: Validation. Demente sind keine »lebenden Toten«. Interview; in: Österreichische Ärztezeitung, 10.10.2008, www.aerztezeitung.at/archiv/oeaez-19-10102008/interview-zu-validation-naomi-feil.html, Zugriff am 25.05.2012.

Feil, Naomi / Klerk-Rubin, Vicki de: Validation. Ein Weg zum Verständnis verwirrter alter Menschen. Reinharts Geronotologische Reihe. Band 16. 7. Auflage. Ernst Reinhardt Verlag, München/Basel 2002.

Flemmer, Andrea: Demenz natürlich behandeln. Das können Sie selbst tun. So helfen Sie als Angehöriger. Schlütersche Verlagsgesellschaft, Hannover 2012.

Förstl, Hans (Hrsg.): Demenzen in Theorie und Praxis. 2., aktualisierte und überarbeitete Auflage. Springer Medizin Verlag, Heidelberg 2009.

Förstl, Hans / Bickel, Horst / Kurz, Alexander (Hrsg.): Alzheimer Demenz. Grundlagen, Klinik und Therapie. Springer Verlag, Berlin/Heidelberg/New York 1999.

Gatterer, Gerald / Croy, Antonia: Leben mit Demenz. Praxisbezogener Ratgeber für Pflege und Betreuung. Springer Verlag, Wien/New York 2005.

Gutzmann, Hans / Zank, Susanne: Demenzielle Erkrankungen. Medizinische und psychosoziale Interventionen. W. Kohlhammer Verlag, Stuttgart 2005.

Mohl, Hans: Die Altersexplosion. Droht uns ein Krieg der Generationen? Kreuz Verlag, Stuttgart 1993.

Paulus, Jochen: Vergessen Sie Alzheimer!; in: Psychologie heute 4 (2007), S. 34–36.

Plemper, Burkhard: Ist Alzheimer eine Krankheit?; in: Psychologie heute 5 (2010), S. 65–79.

Stolze, Cornelia: Vergiss Alzheimer. Die Wahrheit über eine Krankheit, die keine ist. Kiepenheuer & Witsch, Köln 2011.

Wolfensberger, Wolf: Der neue Genozid an den Benachteiligten, Alten und Behinderten. Edition Jakob von Hoddis, Gütersloh 1991.